食べ物で健康になりたい人が読む本

生活習慣病を改善する《食物礼賛》のこころ

藤田きみゑ 著
Fujita Kimie
宮武明彦＝監修
Miyatake Akihiko

創元社

まえがき

　私はこれまで、食養や手当の重要性を「食物礼賛《しょくもつらいさん》」という題名で、ＮＰＯ法人アズマ（喘息《ぜんそく》）ネットワーク新聞の紙面に掲載したり、懇話会や勉強会などで講演したりしてきました。そしてある時から、そのようにして書いたり話したりしてきた内容を一冊の本にまとめるべきだと考えるようになりました。なぜなら、自分と同じように病弱な体質の方や、食生活の乱れから生活習慣病を抱え込む患者さんが、非常に多いことに気付いたからです。そしてまた、限られた診療時間の中では、なぜ食事を変えることが必要なのか、その理由と根拠は何かなどについて、詳しくお話しする時間がないと考えたからです。

　この本はさまざまな栄養素を摂る必要性と、体を健やかにする食品、あるいは摂らない方がよい品目、各疾患の食養と手当法などについて記しています。手技についての一部の記述を除いた内容の大部分は、私が創意工夫したものではなく、古くから伝承され治療に用いられてきた方法のうち、呪《まじな》いや迷信ではなく実際に効果が期待できそうなものを取捨選択しました。そしてまた、その内容のほとんどは私自身が実践したものでもあります。

さらに、漢方については、診断には各人の「証《しょう》（体質）」が処方基準となり、ある一つの病気でも証によってさまざまな漢方薬が処方される可能性があるため、ごく一般的に用いられる代表的なものに限って記載しました。

病弱であっても体に適した食事や手当の実践により、元気に働き、寿命の延長が期待できます。また、現在の症状の緩和や改善も期待できます。食事はあなた自身を作る糧《かて》です。あなたの健康を維持し、楽しく活力のある毎日を送るために、この本がお役に立つことを心より願っています。

平成二八年九月

滋賀県立大学名誉教授　藤田　きみゑ

目次

理想の食事 編

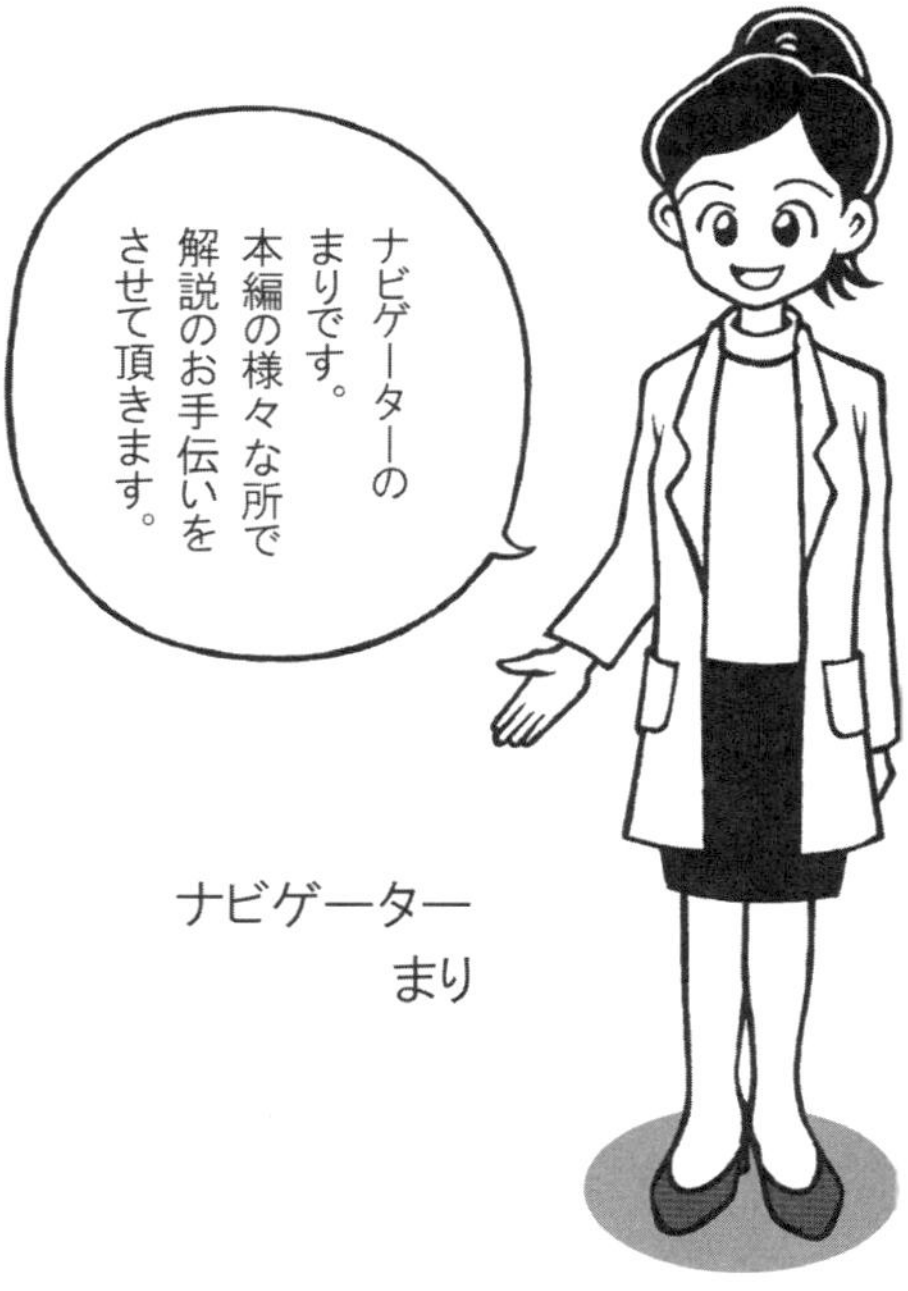
ナビゲーターの
まりです。
本編の様々な所で
解説のお手伝いを
させて頂きます。

ナビゲーター
まり

食養と手当 編

本編では体を健やかにする身近な食品目の紹介と、
体調不良を改善する手当法について学びます。

1　活力を与えるフィトケミカル

「せり、なずな、ごぎょう、はこべら、ほとけのざ、すずな、すずしろ、これぞ春の七草」と詠まれるように、春に新しく芽吹く野草の数々は古くより食用に用いられて来ました。

「とんとんとん、とんとんとん、唐土《とんど》の鳥が来られぬうちに、七草なずな、せりなずな、ごぎょう、はこべら、ほとけのざ、すずな、すずしろ春の七草、とんとんとん、とんとんとん」という呪《まじな》い言葉を歌いながら七草を刻み、七草がゆを家族そろって食するという風習は、呪い歌こそ歌われなくなったものの、忙しい現代でも多くの家で続けられています。

しかし、随分と昔から歌い継がれたというこの呪い歌の中で、「唐土《とんど》の鳥が来られぬうちに」というフレーズが、歌の前後の言葉との脈絡《みゃくらく》が付かず長らく疑問に感じていましたが、ある時、鳥インフルエンザによるパンデミック*の新聞記事を一読し、唐土の鳥というのは、日本に飛来する渡り鳥のことではないかと閃《ひらめ》きました。

現在では、渡り鳥が鳥インフルエンザウイルスをはじめ、さまざまなウイルスを運ぶことが確認されています。しかし大昔の人たちはそのような事象を知る由《よ》しもなく、渡り鳥を捕らえたり死んだ鳥に触れた後、熱が出て咳《せき》が出て、その症状が多くの人々に伝染し、蔓延《まんえん》し、多くの人が亡くなってしまう。このような状況を繰り返すうちに、その対策として渡り鳥が飛来する前に、食べると元気になる、春に芽吹く野草で体力を付ける（免疫力を付ける）という知恵を得たのではと、そのことを子孫に伝え、七草を食べるという習慣を継続させるために、呪い歌として残したのではないかと考えるに至りました。

フィトケミカルの種類と効果

春草摘《つ》みの記録は「籠《こ》もよ、美籠《みこ》持ち、ふくしもよ、美《み》ぶくし持ち、この丘に、菜摘《なつ》ます児《こ》、家のらさね、名のらさね…」と万葉集の相聞歌《そうもんか》の中にも残っており、百人一首にも「君がため 春の野に出でて 若菜摘《つ》む 吾《わ》が衣手《ころもで》に 雪はふりつつ」（光孝天皇《こうこうてんのう》）と詠《よ》まれています。このように、長く寒い冬を耐えて過ごした人々に、野草が強い生命力（活力・免疫力）を与えることを古代人はすでに熟知していたと考えられます。同様にお隣の国、韓国でも、民衆が雪解けの春の野ぜりを王様のために争って摘み、献上したという記録が残っています。

植物は根を生やし一カ所に止《とど》まるという性格上、さまざまな外敵、例えば害虫や動物、あるいは紫外線などで植物が害されることのないように、一種の防御物質をその細胞内に備蓄するようになりました。例えば、虫や動物に食われないように苦みの強い化学物質を合成したり、虫が嫌がる臭いを放散することなどです。これら植物自らが外敵から守ろうとする成分には、動物の免疫力の向上、抗ウイルス効果や抗細菌《こうさいきん》作用、抗炎症《こうえんしょう》作用、抗《こう》がん作用や血液循環促進作用などを有することが判明しています。さらに、紫外線を防御するために植物が作り出した物質には、ほ乳類の細胞を害し、病気や老化の原因となる活《かっ》性酸素《せいさんそ》（フリーラジカル）の産生を抑制する効果のあることも数多く報告されています。このような性質を持つ植物由来の成分をフィトケミカルと呼びます。

この物質はタンパク質・油脂・炭水化物（糖質）・ビタミン・ミネラルなどの五大栄養素のように動物の通常の身体機能維持のためには必要とされないものの、病気の予防や健康の維持に重要と考えられる物質であることから、第六の栄養素とされる食物繊維に続き、**第七の栄養素**として、これら植物由来の化合物を植物栄養素（phytonutrient）と命名されました。

この植物栄養素は別名フィトケミカルあるいはファイトケミカル（phytochemical）とも呼ばれ、近年ではこの二つの呼称が定着しています。おそらく野草であった春の七草には、人工的に栽培される野菜にはない強い抗ウイルス効果や、免疫力向上の効果があったと考えられます。

フィトケミカルの多くは、果物や野菜の色素や辛《から》み成分です。例えばアントシアニンは黒や青の植物色素であり、黒豆《くろまめ》やブルーベリー、ブドウなどに多く含まれます。またリコピンは赤色の植物色素であり、トマトやスイカに含まれます。さらに、カロテン（カロチン）はオレンジ色の色素であり人参《にんじん》などに多く含まれています。

フィトケミカルは植物色素以外に、柑橘類《かんきつるい》の香り成分を構成するリモネンや、緑茶に多く含まれ、渋《しぶ》み成分を構成するカテキンなどさまざまな形があり、その種類はなんと一万種類にも及ぶとされています。一般的によく知られているフィトケミカルの分類とその名称、それを含む主な食物、ならびに結果的に考えられている機能を表1に示しました。

トマトソースやケチャップに含まれるリコピンなどは例外として、多くの植物由来のフィトケミカルは、長時間の加熱や電子レンジなどの近代的調理法で分解もしくは喪失すると考えられています。したがって、サラダのような生食で、あるいはごく軽く炒《いた》めたり、お浸《ひた》

表1．主なフィトケミカルの種類とそれを含む食べ物と効果

分類			名称	含まれる食べ物	作用・効果
ポリフェノール	フラボノイド		アントシアニン	ブドウ・黒米	抗酸化作用
			ケルセチン	そば・たまねぎ	抗アレルギー作用
			ルチン	そば	抗酸化作用
			カテキン	茶葉	抗菌・抗う蝕作用
			イソフラボン	大豆など	更年期障害予防
	フエニルプロパノイド		セサミノール	ごま類	抗酸化作用
	その他		クロロゲン酸	コーヒー豆	抗酸化作用
			ロズマリン酸	シソ	抗酸化作用
			リグナン	亜麻の実油	抗癌作用
			クルクミン	ウコン	肝臓保護作用
			タンニン類	緑茶	収斂作用
有機硫黄化合物	イソチオシアネート		スルフォアラン	ブロッコリースプラウト	抗酸化作用・解毒作用
	システインスルフォキシド類		メチルシステインスルホキシド	ニンニクなど	抗酸化作用・動脈硬化予防
	スルフイン類		アリシン	ニンニクなど	同上
テルペノイド	非栄養系カロテノイド類	カロテン	β－カロテン	人参	抗酸化作用
			リコペン	トマト・スイカ	抗酸化作用
		キサントフイル	ルテイン	ほうれん草ケール	抗酸化作用
			ゼアキサンチン	トウモロコシ卵黄	抗酸化作用
			アスタキサンチン	鮭・イクラ	抗酸化作用
	モノテルペン（香味成分）		リモネン	柑橘類	抗酸化作用・抗アレルギー作月
	ステロイド		フィトステロール	植物油	コレステロール減少
糖関連化合物	多糖		β－グルカン	キノコ類	免疫力向上
	配糖体		サポニン	豆類・全粒穀物ハーブ	コレステロール抑制作用
長鎖アルキルフェノール誘導体（辛味成分）			カプサイシン	トウガラシ類	体熱産生作用
			ジンゲロール	ショウガ	抗ウイルス作用
その他			フコイダン	海藻類	抗癌作用
			ペクチン	リンゴ・豆	コレステロール抑制作用

しとしてさっと軽く茹《ゆ》でるなどの調理法が、フィトケミカル摂取には効率的と考えられます。

レスベラトロール論争

近年、赤ワインに含まれるポリフェノールの一種であるレスベラトロールが、サーチュインタンパク*に結合し、活性化することが報告され、赤ワインには長寿効果があるとして一躍赤ワインブームが沸き起こりました。赤ワインにはポリフェノールが豊富に含まれており、抗酸化《こうさんか》物質として知られていましたが、長寿効果があると確認されたのはレスベラトロールが初めてでした。

老化を抑制するというサーチュイン遺伝子*（Sir2）を同定した一人であるシンクレア博士らは、レスベラトロール以外にいくつかのサーチュイン活性が期待できる薬剤を開発し、ベンチャー企業を立ち上げました。まもなくこの企業は英国製薬会社に七〇〇億円に近い金額で買収されたため、博士は一夜で大金持ちになったといいます。

しかし、このレスベラトロールに対する健康効果が疑問視され始めました。レスベラトロールやサーチュイン活性があるとされてきた薬剤が全く効果がないという論文(二〇〇八年)や、レスベラトロールには健康効果が全く認められないという論文（二〇一〇年）が相次《あいつ》いで報告されたためです。その一方で、レスベラトールはサーチュインを活性化するという肯定的な論文（二〇一二年）も報告されています。

さらに加えて、二〇一一年にサーチュイン遺伝子による延命効果はないという結果が英国の有名雑誌『ネイチャー（Nature）』に報告されるに及び、シンクレア博士と共にサーチュイン遺伝子を報告したグアランテ博士は、同じ号のネイチャーに延命効果を再確認したという反撃論文を発表しましたが、以前五〇％と報告されたサーチュインによる延命効果は、わずか九％に下方修正されていたのです。

この論争はいまだ結論が得られていませんが、元々赤ワインに含まれるレスベラトールの量が非常に微量であることから、赤ワインにどれほどのサーチュイン活性効果があるのかについても疑問符が付いて回ります。私などは赤ワインを楽しく飲んで、ストレスが解消される事の方が、よほど延命効果があると考えるのですが…。

以前、ヨーロッパで開催された学会のバンケットでは、全く火を通していない乱雑に切られた生野菜が、大きなトレーに山盛りにされて並べられていました。セロリやミニトマト、人参はともかく、ブロッコリーやカリフラワー、マッシュルームまで生なので、当初はしかるべき調理器具でこれらをボイルするのかと思っていたら、なんと碧眼《へきがん》の紳士、淑女《しゅくじょ》が、ワイン片手に生のカリフラワーやマッシュルームをばりばり齧《かじ》っているではないですか！　生で食べることはフィトケミカル摂取法としては最も効率的であると考えられますが、彼らの消化液はきのこの胞子も消化してしまうほど強力なのかと、つくづく体力の差を感じた出来事でした。

確実にフィトケミカルを摂取する方法として、最近ではさまざまな生野菜と果物を一緒にジューサーで作るスムージーが流行しています。この方法だと多種のフィトケミカルを摂取することが可能で、ほうれん草や小松菜、ゴーヤなどを加えることがあるといいます。しかしながら私は、古典的な方法ではありますが、青菜《あおな》の香りやひどい苦みを感じるジュースではなく、朝のコップ一杯の絞りたて生オレンジジュースや、レモン汁をかけ、薄い塩味のする新鮮な野菜サラダを食べたいなと思うのです。

ホルミシスとは

これまで述べたことは近年まで考えられてきたフィトケミカルの定説です。最近になって、フィトケミカルの働きについて「ホルミシス」という新たな知見が発表されるようになりました。

すなわち、抗酸化《こうさんか》作用を有すると考えられているフィトケミカルは、直接、人体の細胞に働き掛け、さまざまな好反応を起こす魔法の物質ではなく、実は植物が害虫や捕食動物から身を守るために持つ毒素であり、ヒトがこれらの微量毒素を摂取することによって体に軽度のストレスを加え、細胞が活性化されるというものなのです。

つまり野菜の効用とは、断食や運動と同様に、人体にストレスを加えることにより生じる好反応であって、フィトケミカルの抗酸化物質が直接細胞に働きかけているのではないということなのです。

しかし、もしすべての野菜や果実が毒素を持つとするならば、野菜や果実には数多くの種類があるため、たとえそれが微量であっても、その多くの野菜に含まれるさまざまな毒素を体内に取り入れることによる健康障害を起こさないのかという疑問が生じます。

確かに、自然界には致死に至るアルカロイドを含む毒きのこや、毒薬となるトリカブトなどが存在します。これらは顕著《けんちょ》な植物の身の守り方ですが、研究者たちは、ほとんどの植物は、捕食者あるいは昆虫などの捕食動物を殺す必要がなく、苦みや渋み、あるいは激烈な辛みなどで、二度とその植物を摂食しないように学習させれば事足りると考えているようです。実際に、栽培される食用野菜に含まれる毒素はごくわずかで、その証拠にキャベツや白菜などは農薬を散布しなければ簡単に虫に食われてしまいます。また、加熱によりほとんどのフィトケミカルは分解されます。

このように考えると、効果が高いとされる個々のフィトケミカルの濃度を高めて健康食品化することは、微量毒素を高濃度化することに他なりません。微量な毒素ならホルミシスが生じるが、高濃度化されたフィトケミカルでホルミシスは起こるのか？　それとも…？　事実、この類《たぐ》いの健康食品は効果が認められないものが多いといいます。

現在、フィトケミカルが抗酸化物質であると発表してきた世界中の研究者たちが、自らの研究結果の見直しを始めているようです。どうも野菜が体に良いのは微量毒素の「ホルミシス」の働きであるという考え方が、近い将来、一般化されそうです。

＊パンデミック：ウイルス疾患等の感染症が爆発的に発生、流行する様。
＊サーチュインタンパク：寿命延長を担う遺伝子タンパク質のこと。
＊サーチュイン遺伝子（Sir2）：Kaeberleinらは酵母の核小体異常を伴う老化を防ぐ遺伝子をスクリーニングし、Sir2という遺伝子を発見した。この遺伝子はリボソームＤＮＡのようなゲノム構造を安定化することにより寿命を延長させることが推測されたが、後に、これによく似た遺伝子（ホモローグ）がヒトやネズミにも存在することが判明した。現在ではこれらを総称してサーチュインと呼んでいる。

2 薬効のある食べ物（漢薬《かんやく》）

植物のフィトケミカルの効果に着目し、病気の治療に用いたのが生薬《しょうやく》（漢方薬）です。古来より人々はさまざまな経験と試行錯誤により、植物の薬効を臨床に応用してきました。例えば、心臓治療の基本的処方として現在も用いられるジギタリス剤は、毒性の強い植物ジギタリスの根を材料として発見された強力な強心薬です。

現在においても、中国や韓国では東洋医学と西洋医学を融合した治療が行われ、患者が服用する薬剤（腸液《ちょうえき》）が処方室で煎《せん》じられていますが、漢方薬を煎じる大釜《おおがま》が並び湯気の立つ様《さま》は圧巻です。

わが国では漢方が薬価《やっか》収載《しゅうさい》され、保険診療が一部可能となっているものの、その使用方法や治療の考え方にはいまだ大きな差異が認められます。特に、西洋医学で難治《なんち》とされる病気に対する鍼灸《しんきゅう》や漢方、保存的療法などを包括《ほうかつ》的に行う隣国の治療法は、わが国でも学ぶべき点が多いと考えます。

漢方薬は単独で用いられることは少なく、少なくとも二種以上の漢薬を配合して用いられます。それは漢薬を重ね合わすことにより働きを強めるという相乗作用を期待すると共に、薬効を発揮しながら各漢薬の副作用を抑制するという効果によります。

しかし、数多くの漢薬の中には民間薬として単独に用いられるものが数多くあります。日常生活の中で用いられ、利用されている漢薬の薬効と使用例を紹介します。

生姜《しょうきょう》（ショウガ科 Zingiberaceae）

生姜の新鮮な根茎《こんけい》で味は辛味があります。この辛み成分がzingerol（ジンゲロール）であり、芳香《ほうこう》成分であるzingiberolを含みます。発汗、解毒、健胃《けんい》作用を有し、また末梢《まっしょう》血液循環を促進させ、胃腸の蠕動《ぜんどう》を強め、ガスを排出し、胃腸機能を調整して吐き気を止めるとされています。

感冒時の使用方法としては、生姜《しょうが》をすり下ろし、蜂蜜か黒砂糖を加えて熱湯を注ぎ温服《おんぷく》します。感冒や消化不良による吐き気には、生姜の絞り汁一〇滴《てき》ほどを五〇ミリリットル程度の白湯《さゆ》に入れて温服します。これは

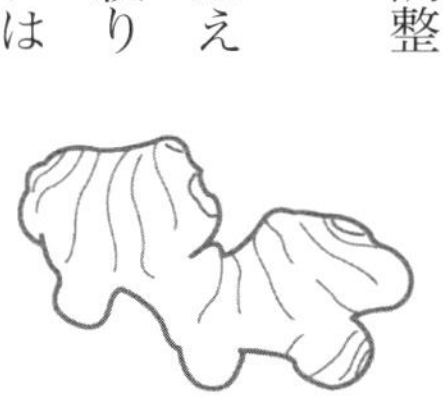

咳が出る時、痰《たん》が多い時などにも応用できます。
感冒時の足浴《そくよく》は効果的ですが、足浴の湯に一〇～二〇グラムの生姜の絞り汁を入れると体全体が暖まり寝付きも良くなります。（足浴の方法はこの項の最後のイラスト参照）
神経痛などには約二〇〇～三〇〇ミリリットルの水を煮沸し、その中に生姜約一〇グラムをすり下ろし、絞りかすをガーゼなどで漉《こ》した汁に、おしぼりなどの小さめのタオルを浸《ひた》し、火傷《やけど》しない程度に冷ましてから痛みのある部分を被《おお》い、ラップなどでくるみます。冷たくなれば同様の温湿布を三～四回繰り返します。痛みが長引く時などにも使用します。

桂枝《けいし》（クスノキ科 Lauraceae）

桂樹の若木《わかぎ》を乾燥したもので、味は辛く少し甘味があります。解熱、発汗作用、鎮痛《ちんつう》、健胃、抗菌、抗ウイルス、抗真菌《こうしんきん》の各作用を有します。一般的にはニッキあるいはニッケ、西洋ではシナモンと呼ばれ、アップルパイやシナモンロール、また肉料理に用いられ、さらに紅茶に添えて供されます。どちらかといえば体力が中等症から弱い方に使用する漢薬で、血管痙攣《けいれん》による頭痛の改善や風邪の引き始め、関節リウマチなどの痛みに効果があるとされます。しかし、非常に体力が落ちて口や舌の乾燥が認められる時、出血や喀血《かっけつ》などのある時、あるいは伝染性の高熱のある時には桂枝の使用は禁じられています。また、若い女性では、桂枝を含む漢方薬の服用にてニキビが出やすくなることが知られています。

紫蘇葉《しそよう》（シソ科 Labiatae）

紫蘇《しそ》の葉を乾燥したもので、味は辛く体を温める作用があります。発汗、解熱、利尿《りにょう》、健胃、去痰《きょたん》の各作用があります。古来より妊娠悪阻《おそ》（つわり）のむかつきや、魚介類による中毒の治療に用いられてきました。現在でも、上等なお刺身に紫蘇の葉が添えられているのはその名残《なごり》です。また、紫蘇は胃腸症状を伴う感冒に効果があるとされています。

また、梅干しにこの紫蘇葉を一緒に漬け込み、絞って細かく刻み紫蘇飯として用いたり、紫蘇ジュースなどにして飲用されます。また紫蘇の生葉を細かく刻んでサラダやきゅうりの酢の物などに入れて供されます。

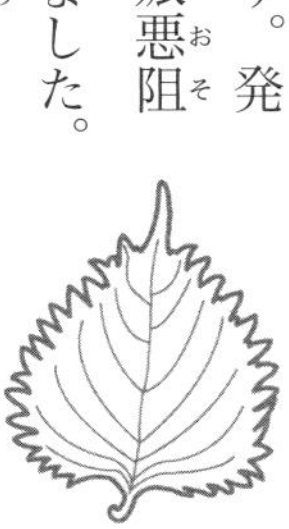

この紫蘇葉は、高齢者やアスリートに起こりやすい有痛性筋痙攣《きんけいれん》、いわゆるこむら返りの妙薬で、一日五枚程度の紫蘇葉を刻んで食べていると、こむら返りが起こらなくなります。急なこむら返りが起こった時には、紫蘇二〜三枚を水洗いしてチューインガムを噛《か》む

ようによく噛んで飲み込むと、それ以降のこむら返りが起きにくくなります。

葱白《そうはく》（ユリ科 Liliaceae）

青ネギの根部に近い白い茎《くき》の部分を指します。味は辛く保温作用があります。また主として発汗解熱の作用があり、一般に発汗の補助剤として用いられます。

熱があるのに発汗しない感冒、鼻づまりなどの時に、二〜三本分のネギの白い部分を細かく刻み、二〇〇ミリリットル程度の熱湯を注ぎ、生醤油《きじょうゆ》で少し薄目の味付けをして温服します。

さらに排尿《はいにょう》困難や寒さによる腹痛などには、ネギの白い部分を二〜三センチの長さに切って、油を用いず焦《こ》がさず軽く炒《いた》めたものを白いハンカチなどに包み、熱すぎないことを確認して臍《へそ》の上に置き、その上にラップとタオルを置いて温めます。これは呪《まじな》いではなく、ネギの成分が皮膚から吸収され、腹痛をおさめます。

薄荷《はっか》（シソ科 Labiatae）

薄荷の全草を使用します。味は辛く性は涼《りょう》。主成分はmentholで、消炎、鎮痛、健胃、整腸《せいちょう》、止痒《しよう》（痒《かゆ》みを止める）、抗菌作用などを有します。頭痛や目の充血、咽頭痛《いんとうつう》などのある感冒に、また、夏の熱射病の頭のふらつき、口渇《こうかつ》、尿が濃いなどの時に用います。薄荷脳《はっかのう》を含む同属植物としては、セイヨウハッカ（ペパーミント）やオランダハッカ（スペアミント）などがありますが、最近ではミントのティーバッグが市販されていますので、それを少し濃いめに出して温服します。

薄荷油（メントール）には知覚神経の末梢《まっしょう》に作用し、麻痺《まひ》させるという効果があるため、強い痒みを抑えます。この作用を応用し、アトピー性皮膚炎の患者には止痒のために漢方製剤の中に薄荷を加えます。また冬期には皮膚が乾燥し、老人性皮膚掻痒症《ひふそうようしょう》が悪化しますが、止痒性外用薬の塗布《とふ》と共にミントティーの温服が痒みを和《やわ》らげます。

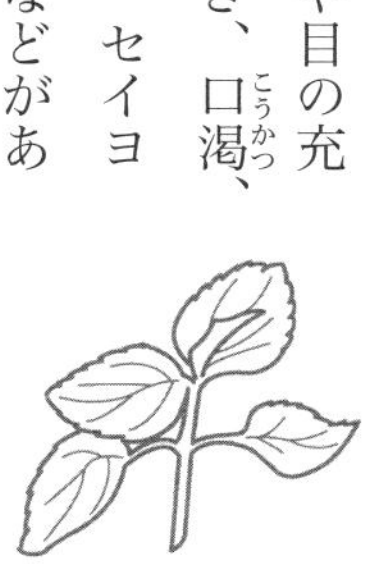

メントールは内服のみならず、外用薬としても優れた効果を発揮します。貼付薬《ちょうふやく》としての使用方法としては、薬局でメントールを購入し、ゴム手袋をはめて温湯一リットルに対して一〇～二〇ミリリットルの割合でメントールを熱い湯に溶かし、この中にタオルを二～三枚浸し、軽く絞って火傷しない程度に冷まします。痒い所を温湿布《おんしっぷ》し、その上をビニール風呂敷やポリ袋などで覆《おお》い、さらにその上を乾いたバスタオルなどで覆《おお》って、冷め

るまでそのままにします。冷たくなる前に温湿布をもう一度取り替えます。

以前は病院でも、肝不全《かんふぜん》や肝硬変《かんこうへん》患者の腹水による腹部の張り感や体の痒みに対して、このメントール湿布を行っていました。

菊花《きくか》（キク科 Compositae）

菊の頭状花《とうじょうか》を乾燥したもので、味は少し甘く、消炎、利尿、降圧《こうあつ》作用があります。頭がふらつく、目がかすむなどの症状の時、高血圧初期の頭痛などに用います。秋口になると黄色や薄いえんじ色の生の菊花がマーケットに陳列《ちんれつ》されますが、花の蕚《がく》を取った花びらをごく軽くさっと茹《ゆ》で、水気を切ってポン酢で食します。葉物やきゅうりなどの和え物に入れ込んでも美味しく食べられます。

葛根《かっこん》（マメ科 Leguminosae）

葛《くず》の塊根《かいこん》を乾燥したもので、味は甘と辛。葛根は感冒薬である葛根湯《かっこんとう》の原料として有名ですが、解熱作用の他に心臓に血液を送り込む冠状《かんじょう》動脈を拡張させる作用や、脳血流量を増加させる作用があります。また、筋肉の痙攣《けいれん》を緩《ゆる》める作用があるため、通常の肩こりや、感冒時の肩や背中の張り感を改善させます。
使用方法としては、蜂蜜などを少し混ぜてとろみのあるくず湯として温服しますが、感冒時には生姜の絞り汁をこの中に加えるとさらに良い効果が得られます。また中華料理のとろみ付け、のっぺい汁やけんちん汁などに、片栗粉《かたくりこ》の代替《だいたい》品として葛粉《くずこ》を用いて調理することにより効率的に摂取できます。難点は良い葛粉は高価であること、片栗粉のようにとろみが持続しないことです。

山薬《さんやく》（ヤマイモ科 Dioscoreaceae）
薯蕷《しょよ》（とろろ）の塊状根を乾燥したもので味は甘。主成分はサポニン、粘液質《ねんえきしつ》、アルギニン、アラントインなどで、一般的な滋養補益《じようほえき》の薬物として用いら

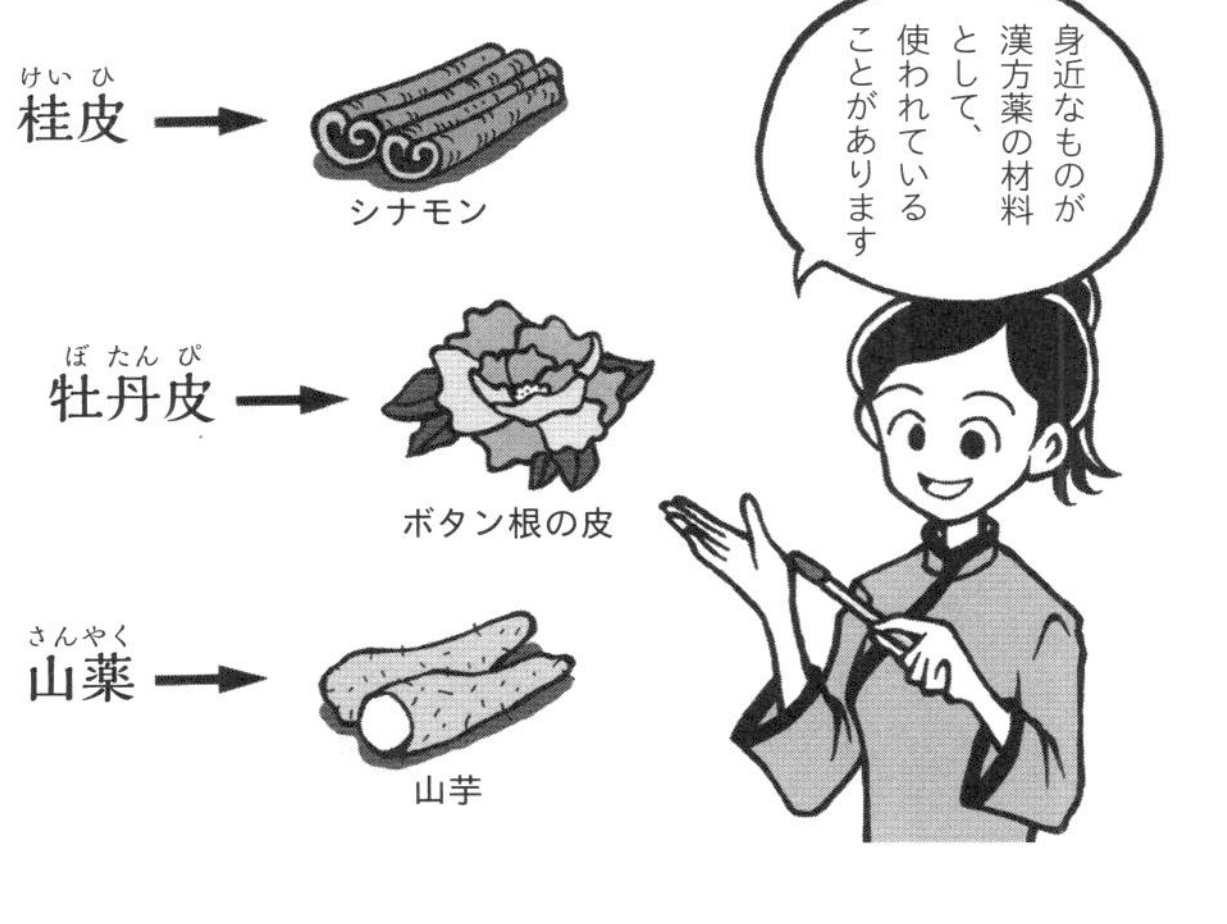

れます。

漢方的には脾《ひ》を補《おぎな》い、下痢《げり》を止め、消化を助けるとされ、全体的に体力や気力の衰《おとろ》えた時に効果を発揮します。ただし、炎症性の下痢や大便が硬い時、またお腹が脹《は》って苦しい時などには用いられません。

漢方では山芋《やまいも》を乾燥したものが用いられますが、一般的には生芋が食材として使用され、特に野山に自生する自然薯《じねんじょ》をすり下ろしたものが、男性の活力を高める効果が高いと珍重されています。この他、山芋は上用饅頭《じょうようまんじゅう》の皮に用いられたり、お好み焼きのつなぎなどにも使用されますが、薬効を期待するためには、やはり生ですり下ろしたものが一番で、山かけそばやうどん、とろろご飯などがお勧めです。

〈足浴時の注意〉

- 足浴に用いるバケツは必ず清潔なものを使用し、事前に熱湯消毒などをして下さい。（火傷に注意！）
- 虚弱者や高齢者などに対する足浴法は「15　女性のための食養と手当」の「冷えの手当」の項を参照して下さい。

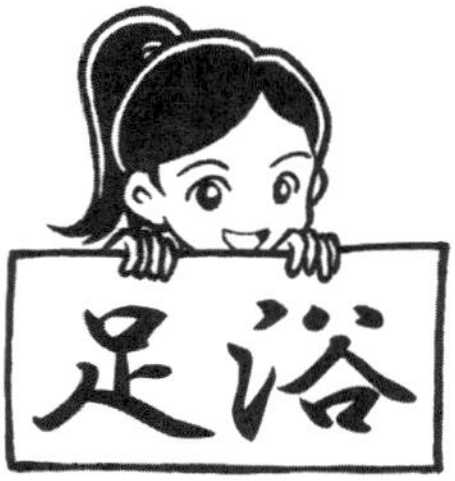

①バケツに体温より
少し熱い目のお湯を
六分目ほど入れ、
両足を浸します。

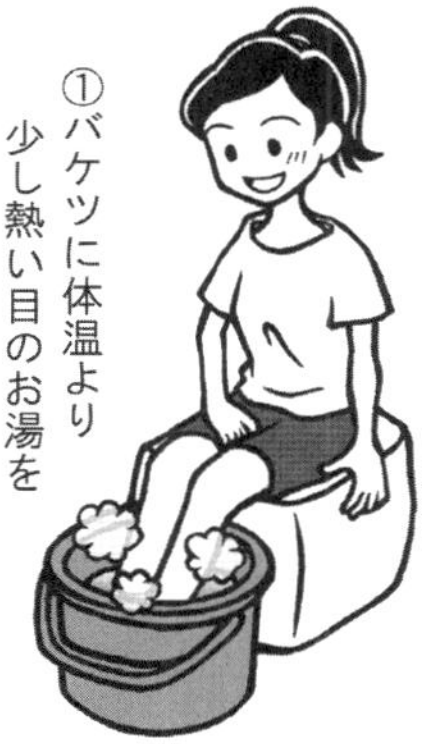

②お湯が冷めてきたら
差し湯をしましょう。
予め熱いお湯が
入ったヤカンや
ポットを用意
しておきます。

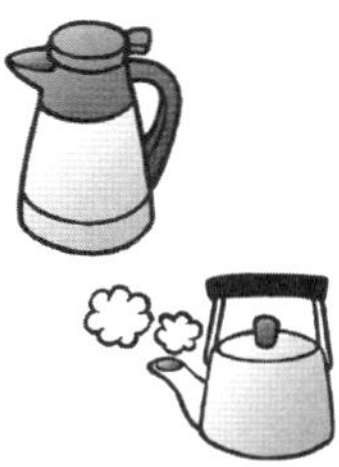

③足がしっかりと
温まったら、
今度は
水の入ったバケツに
足を浸します。

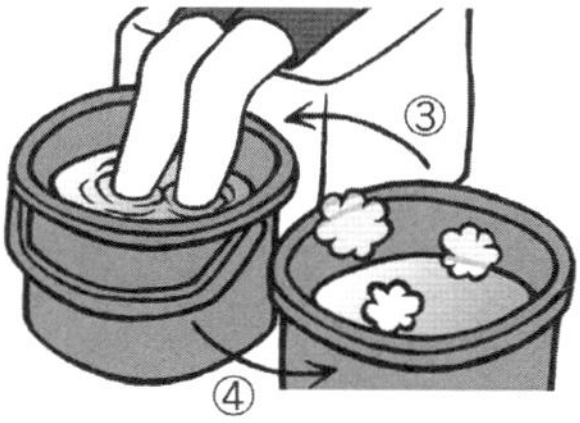

④水入りバケツに
10秒間足を
つけた後、また元の
お湯入りバケツに
足をつけます。

①～④の手順で、
お湯と水交互に
足をつけて
いきます。

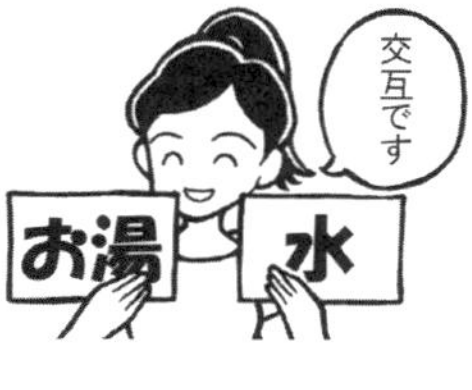

体が温まって、
首周りがうっすら
汗ばんだら、
最後に水入り
バケツに3秒間
足をつけて皮膚を
引き締めます。

3　豆類の薬効について

この項では日常生活で用いられ、利用されている豆類の薬効と使用例を紹介します。

赤小豆《せきしょうず》（マメ科 Leguminosae）

赤小豆（ツルアズキ）、赤豆の成熟種子を乾燥したものです。三種類の結晶性サポニン、ステアリン酸、アラキドン酸、パルミチン酸などが主成分で、利尿、解毒《げどく》、消炎、緩下《かんげ》の作用があります。

一般的に用いられている小豆《あずき》は、古くよりそのゆで汁ならびに煮豆に利尿作用のあることが知られており、腎炎の浮腫《ふしゅ》治療に用いられてきました。現在でも、あずき療法として小豆が用いられていますが、一握《ひとにぎ》りの小豆を洗って多めの水と共に火にかけ、柔《やわ》らかくなるまで煮た小豆汁を、ごく少量の塩味（塩分を強くしないこと）で食すると、尿がよく出るようになります。

また、腎炎の治療や、今はほとんど見られなくなった脚気《かっけ》による浮腫の治療に、小豆と鯉《こい》を一緒に煮た赤小豆鯉魚湯を服用させると利尿作用がさらに強まり、浮腫が劇的に改善することが知られていました。

作り方は、小豆九〇グラムと約五〇〇グラム程度の大きさの鯉一匹に、酢と水を半々にしたものを適量加えて一時間ほど煮ます。煮上がった鯉をまず食べて、残った煮汁も飲みます。この療法は急性期の腎炎ではなく慢性期における腎炎の安定期に用いると、利尿が付き、浮腫が改善するとされています。

別の方法としては、小豆一五〇グラム、はぶ茶二〇グラム、ゲンノショウコ二五グラムを小豆の四～五倍の水で煮ます。はぶ草とゲンノショウコは煎じる前に布袋《ぬのぶくろ》に入れておき、汁がなくなり小豆が柔らかくなるまで煮て小豆だけを食べます。この方法も腎臓病の浮腫や産後の腎炎などに用いられます。

心不全など心臓が原因で起こる浮腫には、小豆三〇グラム、山ごぼうの根（森あざみの根で通常のごぼうではない）五グラムを、多めの水と共に煎じて一〇〇ミリリットル程度に煮詰め、三回に分服《ぶんぷく》する処方が用いられていました。

また、小豆の解毒作用や消炎作用も広く知られており、小豆を粉末にしたものを酢でねって湿布をすると、初期の化膿《かのう》に効果があるとされていました。現在では、さまざまな抗生物質が合成され、細菌の種類に応じた抗生物質軟膏《なんこう》や内服抗生剤が数多くそろえられていますが、抗生物質がなかった時代では、ほんの小さな傷から細菌感染を起こし、命取りになることがありました。そのような時代においては、炎症を改善する手当法は、非常に大切なものであったと考えられます。

また、他の小豆の効果として、狂犬病に用いるという記述があり、私はこの記述の検討を試みたいと考えました。というのもこれがもし事実であるのなら、画期的なことであると考えたからです。

狂犬病《きょうけんびょう》の原因は狂犬病ウイルスですが、現在における狂犬病の唯一の治療法は、感染した犬や齧歯類《げっしるい》に咬《か》まれた直後、症状が出現する前に施注《せちゅう》する狂犬病ワクチン接種のみだからです。一旦《いったん》、発症した狂犬病は、現代医学においても治療法がいまだ確立されておらず、内科書などには狂犬病を発症した患者の治療法として、安定剤や睡眠薬などを用いて患者の精神安定を図り、静かなる死を待つと記載されています。このように狂犬病には確実な治療法がありません。現在の日本における狂犬病の発症は見られませんが、インド、中国、東南アジア、アフリカなどにはいまだ狂犬病が発症し、毎年五万人が命を失っています。

小豆の効果を証明したいと思い続けていた折に、京都大学を定年退官されたウイルス学専門の河合明彦先生を紹介され、狂犬病ウイルスに対する小豆の効果を検証する機会を得ました。その結果といえば、弱毒タイプの狂犬病ウイルスとインフルエンザウイルスに対して、煮出した小豆液は抗ウイルス効果が認められ、この結果は小専門誌に掲載されました。

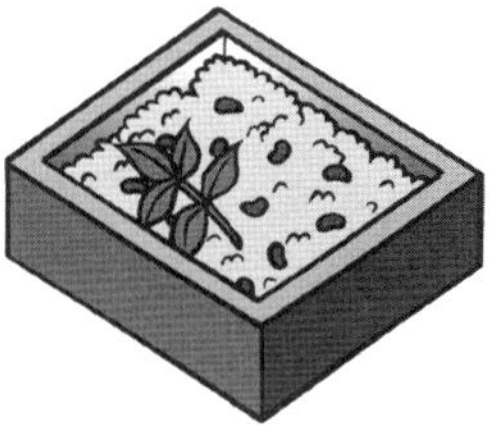

河合先生は細かい実験をされ、赤豆より白小豆と呼ばれているものの効果が強いこと、小豆の抽出液で最初しばらく煮てから出てくる褐色《かっしょく》の液には抗ウイルス作用がなく、この煮汁を一旦捨てて、二度目に煮て抽出した煮汁に抗ウイルス作用が強いことを証明されたのです。

この結果を知って思い出したのは、亡くなった母親がお赤飯を作る時、「私が作るお赤飯の色がきれいなのはね、小豆を一旦煮て、その煮汁を捨ててからまた小豆を炊き直して、その煮汁を餅米にかけるからなのよ」という母の言葉でした。小豆を煮直した煮汁で色を付けた赤飯は、抗ウイルス効果が期待できる、すなわち美しい色の赤飯は免疫力を付ける食べ物であったのです。

先人は宗教的行事になぞらえて、さまざまな効果を持つ体に良い食品を神仏のお供え物として捧《ささ》げ、そのお下《さ》がりを戴くという習慣を根付かせました。その一例として、科学的治療が行われる病院でも、月の初めのお朔日《ついたち》の日には、入院患者さんに小豆ご飯（餅米でない赤ご飯）が供される所が少なくありません。このような食習慣はこれからも後世にも伝えたいものです。

黒豆《こくず》（マメ科 Leguminosae）

黒豆大豆《くろまめ》の種子。黒くて光沢のある球状で大粒のものがよく、皮が黒くて豆が青いものが上質とされています。主成分はタンパク質、脂肪、デンプン、カルシウム、リン、鉄、ビタミンA、ビタミンBなどで、栄養分は赤小豆よりも豊富といわれています。薬理作用としては補虚養血《ほきょようけつ》、病後や慢性病の衰弱による低タンパク血症、眩暈《げんうん》（めまい）、盗汗《とうかん》（ねあせ）などに用います。補養《ほよう》のためには黒豆のみより黒豆三〇グラムに古小麦（年月を経たもの）三〇グラムを加えた方が効果が高く、これらを水から弱火で煮たものを食します。

ただし、黒豆は煮る前日に軽く洗って水に漬け、元々の豆の大きさにふくらんだことを確認してから漬け水と共に煮込みます。

小豆と同様に、黒豆も黒豆療法という民間療法があり、薬物中毒や心臓病、胃潰瘍や感冒、面白いのは不感症や催乳《さいにゅう》にも用いられてきました。

薬物中毒には黒豆二に対して甘草《かんぞう》一の割合で合わせ、三～四倍の水で煎じて半量にしたものを大量に飲ませ、また吐かせ、それを繰り返します。

心臓病には同量の黒豆と黒ごまに、玄米をきつね色に炒《い》った玄米を黒豆と黒ごまの三分の一程度加え、水を多めに加えてそれを煮詰めます。水が半量になれば服用します。しかし、心不全の浮腫がある場合には、水分を多く飲用することができないため、服用する煎じ液の量を調整する必要があります。

胃潰瘍には黒豆一〇グラムと紫蘇葉五グラムを煎じて服用します。また、不感症には黒豆を蒸して柔らかくしたものを天日《てんぴ》に干して、乾燥したもの一に対して、炒った黒ごま一を合わせて粉末にしたものを茶さじ一杯、食前に一日三回服用します。出産後の催乳には黒豆と玄米を同量炒って、濃いきつね色にしたものを粉状にし、黒砂糖を少々入れて茶さじ二杯、一日三回服用します。

黒豆ご飯は前日に黒豆を水に漬けておき、水を吸って完全にふくらんだものを使用します。これを炊いて少し柔らかくなれば火を落として冷まし、米三～四カップに対して黒豆一カップの割合で炊飯器に入れ、黒豆の煮汁を通常の水量より少し多めに入れ、自然塩を小さじ一～二杯の割で味付けし炊きあげます。

黒豆も神仏のお供えとして用いられた豆類ですが、薬効作用が期待できるため、小豆と同様、月に二～三回、体力の落ちた方や栄養状態が悪い方は、できれば週二回程度、黒豆ご飯として食卓に供されることが望まれます。

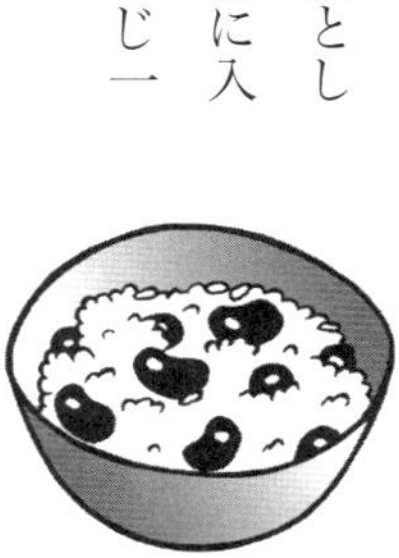

4 デトックスとは

デトックス（Detox）とは体内浄化や解毒を表します。昨今ではさまざまな理由により体内に蓄積した毒素の排出を促すことにより、健康増進や若返り（アンチエイジング）、美容・美肌効果の向上など好ましい効果を期待するものを指すようになりました。

「6　バランスを取り合うミネラル」の項（理想の食事編）でも触れますが、数多くのミネラルは、各々ある特定のミネラルとバランスを取り合い影響し合っています。

例えば、カリウムはナトリウムと、リンはカルシウムと、鉄はリンと、カリウムは鉄と、マグネシウムはカルシウムと、リンはマグネシウムと、亜鉛はリンと、銅は亜鉛と、マンガンはカリウムと、リンはマンガンという具合にバランスを取り合い、血液中のミネラルの正常比を保とうとします。（理想の食事編「6　バランスを取り合うミネラル」の項参照）

ある一種のミネラルが増加すると、体内への吸収率を下げて排泄《はいせつ》率を高め、反対に不足するミネラルは吸収率を上げて排泄率を下げます。しかしそれでも不足した場合、例えば妊娠などでカルシウムが不足すると、自己の骨や歯を溶かして血中濃度を一定に保とうとします。しかし、不足するミネラルが自己体内で補えない場合には、そのミネラルの欠乏症が起こります。

また反対にミネラルの過剰な体内備蓄は過剰症を発症させます。不足の例では鉄欠乏貧血があり、過剰症では公害で認められる鉛中毒や、カドミウム中毒であるイタイイタイ病などが挙げられます。不足するミネラルは正常域まで補給すれば事足《ことた》ります。しかし過剰症の場合には余剰なミネラルの排泄が必要となります。

悪玉ミネラルを駆逐《くちく》するもの

現代人は塩素消毒をした水道水、大気汚染物質の吸入、酸性雨、鉛や水銀に汚染された魚介類の摂取、農薬の使用や土壌《どじょう》汚染された土地から収穫された野菜や穀類の飲食により、鉛、塩素、硫黄、水銀、カドミウム、ダイオキシンなどが体内に蓄積《びちく》されることがあります。この体内に蓄積されたミネラルを排泄することで、それらミネラルによる悪影響を回避し、細胞老化の防止（アンチエイジング）を期待するのです。

その方法の第一としては、必須ミネラルを補うことによる悪玉ミネラルの駆逐があります。例えば水銀は亜鉛やセレニウムとバランスを取り合っています。このため、亜鉛やセレニウムを補給することにより水銀の排泄を促します。この排泄方法としては、各種ミネラルを含有するマルチミネラルビタミン剤の内服があります。

また第二には、十分に水分を補給し、なおかつ十分に発汗や排尿を促し、悪玉ミネラルを汗や尿として排泄させる方法があります。これには温泉療法、サウナ、岩盤浴などが挙げられます。

第三の方法としては、悪玉ミネラルを排泄させる食材の摂取を行う方法があります。この食材にはタマネギ、ニンニク、らっきょう、にらなどの硫化アリル植物。黒豆、小豆、なた豆などの豆類。大根、ブロッコリー、ごぼう、きのこ、リンゴなどの野菜や果物。紫蘇葉、ボウフウなどの生魚料理に用いられる食材。寒天、ココア、ペパーミント、タンポポコーヒーなどの嗜好品《しこうひん》。玄米の黒焼き、ジュアールティー（アフリカ茶）、ダッタンそばなどの健康食品。芍薬《しゃくやく》、甘草《かんぞう》、桂枝《けいし》、生姜《しょうきょう》などの漢方製剤などがありますが、身近な野菜がどの悪玉ミネラルの排泄を促すのかを次頁の表2に示しました。

一般的には、第二と第三の方法が勧められますが、これ以外にも松永恒夫氏が提唱される**毒出しジュース**（悪玉ミネラル排泄法）などもありますので作り方を紹介します。

適度の運動、そして気持ちの良い発汗、毎日の食材を応用したミネラルバランスの正常化はあなたの健康と若さを保つ秘訣《ひけつ》です。

表2．食材と排泄する主なミネラル

食材名	排泄されるミネラル名
ニンニク	水銀，ヒ素
玉ねぎ	アルミニウム
長ネギ	水銀，ヒ素，鉛
ブロッコリー	アルミニウム
ごぼう	鉛，カドミウム
海藻類	水銀，ヒ素，カドミウム
コリアンダー	水銀，ヒ素，鉛，カドミウム
大根	水銀，ヒ素，鉛
リンゴ	ヒ素，鉛，カドミウム
キノコ類	水銀，ヒ素，鉛

松永氏によるお手軽毒出しジュースの作り方

❶ シナモン小さじ 1/2 杯、おろし生姜小さじ 1 杯、オリゴ糖小さじ 1 ～ 2 杯、バニラエッセンス少々に熱湯 250 ミリリットルを加えて混ぜる。これを 1 日 2 ～ 3 杯飲用する。

❷ ペパーミントティー 1 袋、おろし生姜小さじ 1 杯、レモン果汁大さじ 1 ～ 2 杯、オリゴ糖小さじ 1 ～ 2 杯，にがり 1 ～ 2 滴、熱湯を 400 ミリリットルを加えて混ぜる。これに後で水 100 ミリリットルを加える

5　発酵食品はなぜ必要なのか——プロバイオテクスと特定機能食品

発酵とは微生物を利用して食品を製造することを指します。食品に微生物が繁殖《はんしょく》しその成分が変化するもののうち、役に立たないあるいは害になるものを腐敗《ふはい》、特に人にとって有用な場合を発酵《はっこう》と呼びます。

発酵の発祥は、古代人が放置した米や麦の煮物が偶然に変化し、でき上がった液体を恐る恐る味わうことにより、特別な味覚と高揚感《こうようかん》を体験したことが始まりとされ、さまざまな偶然の積み重ねが、その後の酒や食品への応用に繋《つな》がったと考えられています。

この発酵の型としては、ピルビン酸を化学変化によりエチルアルコールに転換する**アルコール発酵**と、同じくピルビン酸を還元《かんげん》して乳酸に転換する**乳酸発酵**などが知られていますが、この発酵を促進する微生物が酵母菌《こうぼきん》と乳酸菌なのです。

発酵のメカニズムについては、一七世紀頃より長らく論争が行われていましたが、これに終止符を打ったのがフランスのパスツールでした。一八七六年、彼は酵母菌がアルコール発酵を行うことを発見し、発酵の原因が微生物に依《よ》るものであることを証明したのです。発酵は、化学変化を通して人体に有効な微生物を摂取させるまたとない機会を与えるようになりました。すなわち、人は発酵食品の摂取により、健康を維持できることを学んだのです。

その結果、世界中でさまざまな発酵食品が経験的に生み出されました。紅茶、ウーロン茶、甜茶《てんちゃ》、コチュジャン、パン、アンチョビ、ザワークラウト、ピクルス、キムチ、ラーメンに付き物のメンマなど、これでもかといえるほど発酵食品は数が多く、種類も多岐にわたっています。

日本でも納豆、味噌《みそ》、醤油《しょうゆ》、くさや、漬け物、甘酒、滋賀県には鮒寿司《ふなずし》というなれ鮨《ずし》もあります。ビールやワイン、シードルなども異なる酵母菌によるアルコール発酵飲料です。また焼酎、ウイスキー、ウオッカなどは発酵酒を蒸留したものです。このように発酵食品を羅《ら》列《れつ》すると、いかに人の生活に密着し、なくてはならない品目ばかりであることが理解できます。

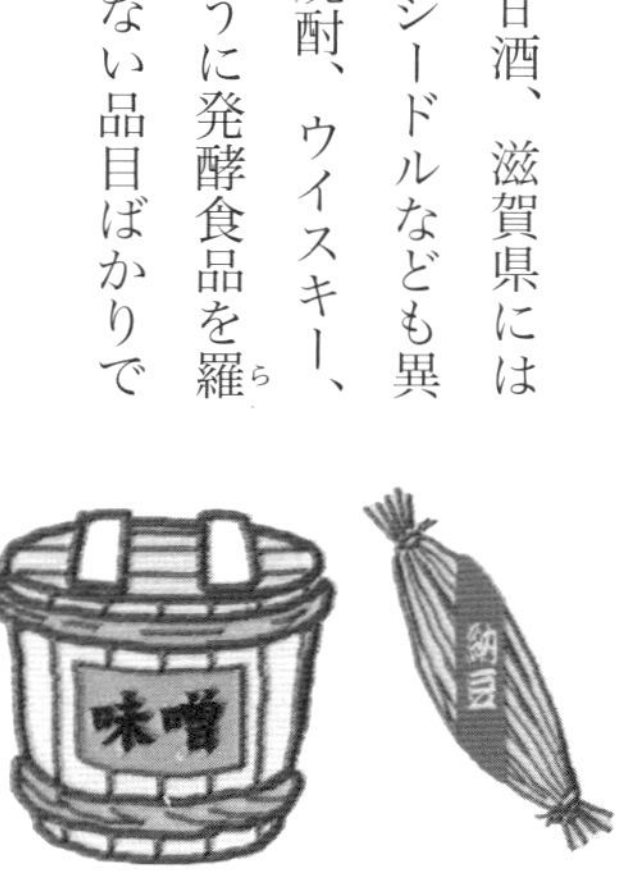

腸内細菌叢《そう》（腸内フローラ）の役割

気の遠くなるような長い年月の間に、哺乳《ほにゅう》動物はその発生過程において、細菌と共生する道を選択しました。体を維持するために、体内で行わなくてはならない数多くの化学変化を自ら行う代わりに、その必要な課程の一部を細菌と共生することにより託《たく》したのです。

その結果、ヒトの腸内には一人当たり一〇〇〇種以上、約一〇〇兆個以上の腸内細菌を生息させることになりました。

この数多くの細菌群を腸内細菌叢《そう》（腸内フローラ）と呼びます。この腸内細菌叢の中で最も多いのは嫌気性《けんきせい》細菌であり、全体の九九％を占めています。一般的に、大腸には大腸菌しか存在しないような錯覚《さっかく》に囚《とら》われますが、大腸菌の占める割合はわずか〇・一％にしか過ぎません。腸内細菌叢の中には人に役立つ菌と、ある一定以上に増加すると、人体に害を及ぼす菌が共存しています。前者を善玉菌、後者を悪玉菌と呼びますが、この善玉菌の代表的なものにビフィズス菌や乳酸桿菌《かんきん》などが、悪玉菌には大腸菌やクロストリジウムなどが挙げられます。

ヒトはこれら多くの細菌類と共生しているため、この細菌群の死滅はその宿主の滅亡を意味します。抗生物質の大量投与や、治療目的の放射線照射《しょうしゃ》、あるいは強いストレスに曝《さら》される事により善玉菌が減少し、悪玉菌の比率が上昇すると、クロストリジウム腸炎のように特殊な抗生物質にしか反応しない病気が発症するようになります。この悪玉菌の比率を上昇させないために、常に善玉菌を体内に補充する必要があり、この補充に用いられるのが発酵食品なのです。

古い映画、『尼僧物語』の中で、女優オードリー・ヘプバーンが美しい尼僧役を演じていましたが、その尼僧が結核に罹患《りかん》し治療する場面がありました。食事のシーンでトレーに乗せられ、運ばれてきた食事の（五〇年前の日本の入院患者の食事と比較して）その品目の多さに驚きましたが、さらに驚きを超えて愕然《がくぜん》としたのは、何と少し大きめのカップにビールが注がれていたのです。尼僧は平然とそのカップに口を付けます。その当時の私は、病人にアルコールを飲ますのかと仰天《ぎょうてん》したものです。

しかし何年も経ち、その映画の内容も忘れた頃、再度『尼僧物語』を見る機会があり、同じシーンを見た時、はっと理解したのです。当時のビールは加熱しておらず、優れた発酵食品であったことを。ビールは嗜好品《しこうひん》ではなく治療の一環であったのです。

プロバイオテクス

最近、生活習慣病予防に関するプロバイオテクスの記述や宣伝が目立つようになりました。プロバイオテクスとはギリシア語で「生命の益になるもの」の意味であり、一九八九年、イギリスの微生物学者フラー博士により提唱された概念です。その定義は「腸管内フローラバランスを改善することにより、動物に有益な効果をもたらす微生物」とされています。

プロバイオテクスは、宿主《しゅくしゅ》を疾病《しっぺい》から防御するために微生物と共生的に働き、腸内細菌叢《そう》バランスを改善することにより、有益な効果をもたらすものを指します。すなわち、これらの微生物は宿主と強い共生関係にあり、外部より侵入する病原菌を排除し、宿主の免疫機能を高めるのです。

好ましいプロバイオテクスとしては

①ヒト由来であること

②胃酸ならびに胆汁酸《たんじゅうさん》に耐性があり、摂取された微生物が、胃内や十二指腸にて死滅しないこと

③人の腸管を素通りせず、粘膜ならびに腸管に存在するムコたんぱく質に付着性が強いこと

④人の腸管内で病原菌を排除し、かつ腸管内に棲息《せいそく》できること
⑤発がん物質を排除すること
⑥安全であること
⑦保健効果が確認されていること
などの条件があります。

プロバイオテクスに期待される効果・効能としては、消化管の環境を正常に整えることによる生活習慣病の予防、乳糖不耐症の緩和や便秘改善、急性胃炎の改善、食物アレルギーの緩和、非特異性小腸・大腸疾患であるクローン病（Crohn 病）のコントロール、骨盤放射線治療後に減少した腸内細菌叢の改善などが知られています。

特定保健用食品と特定機能食品

わが国では、生活習慣病増加をはじめとする疾病構造の変化や、平均寿命の延長に伴う高齢社会の到来により、健康寿命の延長を目的として、健康に対する消費者の潜在的ニーズの高まりが認められるようになりました。

従来、わが国のみならず先進諸国においては、食品と健康の関わりについて表示や広告

を法律で禁じてきた経緯がありました。それは広告の盲信により、偏った食生活に陥《おちい》り、バランスを欠く事や、病気の治療時期を逸《いっ》することのないよう配慮されたためです。

しかし近年、さまざまな食品の健康に関わる有用性が期待される背景を踏まえて、一九九一年（平成三年）、政府は栄養改善法施行規則を改正し、特定保健用食品を特定用途食品の一つのカテゴリーとして位置付け、容器包装に表示できるようにしました。さらにこれを進めて二〇〇一年（平成一三年）には、栄養機能食品を新たに設定し、栄養機能食品と特定機能食品からなる保健機能食品制度を創設したのです。

この特定保健用食品（特保《とくほ》）とは、人体に対して予防的な働き（第三次機能）を持つものであり、免疫系や内分泌系、また、神経系や循環器系などの調節に関与する機能のあるもののうち、有効性が科学的に証明されていること、安全性が確保されていること、作用機序が解明されている、もしくは推定可能であることのなどの三つの要件が満たされた食品を指し、これにはそれを示す特保マークが各食品に記載されています。

現在この特保製品には、ヨーグルトや納豆、ビフィズス生菌の腸溶カプセルや顆粒《かりゅう》などプロバイオテクスに関与する物や、肥満防止に働く緑茶カテキン成分を強化したものなど、さまざまな形の製品が販売されていますが、この特保マークのラベルの付いたものは、ほぼその効果が期待できると考えられています。

6　免疫力を高める食品

近年では異常気象による寒暖の変化、猛暑、大陸からもたらされる黄砂やＰＭ２・５の飛来により、特に呼吸器系の損傷を受けやすくなっていますが、このような環境下においては健康を維持できる免疫力が要求されます。

免疫力向上の効果と有効成分

免疫力を高めることにより得られる効果としては次のような事象が挙げられます。

①免疫細胞の活性化により、がんを発症しにくい体を作る。
②ウイルスや細菌に対応し、炎症を起こしにくくさせる。
③体内に取り込まれた公害物質や重金属の排泄を促す。
④細胞の老化を抑制する。

などです。そして、これらの項目に対応できると考えられる食品群は次のような物が挙げられます。

①**抗体の運搬やリンパ組織を維持するタンパク質を含む食品**
食品目としては肉、魚、卵、豆腐などの大豆製品。

②**免疫力を直接的、間接的に活性化させる多糖類やフィトケミカルなどを含む食品**
乳酸菌や野菜類、きのこ類、海藻類など。

③**活性酸素を制御するビタミン類やフィトケミカルなどを含む食品**
野菜類、大豆、果物など。

④**免疫細胞の増殖や活性化に関与するミネラル類を含む食品**
魚介類、卵、牛乳、肉、大豆、穀類、野菜、果物など。亜鉛源としては牡蠣《かき》、鰊《にしん》、蛤《はまぐり》、ホタテ貝、あさり、しじみなど。

⑤**腸内細菌叢のバランスを保ち、ビタミンK産生や免疫細胞の増殖に関与する食品**
乳酸菌、納豆菌、ビフィズス菌、麹菌《こうじきん》などの善玉菌と、その育成を補助する食物繊維、ヨーグルト、ケフィア、納豆、味噌、鮒寿司、芋

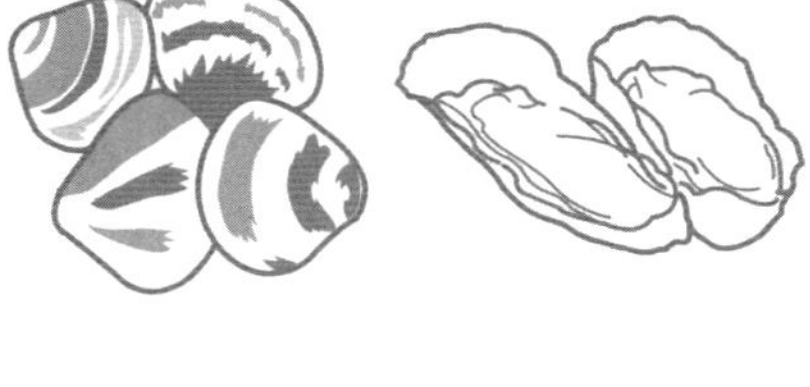

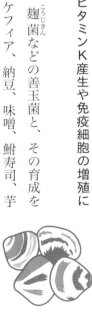

類、野菜など。

免疫力を効率的に高める食品摂取方法は、①から⑤までの食品目をバランスよく摂ることに尽きますが、肉や魚、卵、牛乳などは通常の食事で必要量を摂れるものの、野菜は不足し勝《が》ちなため、意識して野菜を摂ることが免疫力を高める鍵となります。

また野菜を多く摂る利点は、抗酸化物質として働くビタミンA（ß-カロテン）、ビタミンC・Eなどのビタミン類、カルシウム、鉄、カリウム、セレンなどのミネラル類、セルロース、ペクチン、リグナン、グルカンなどの食物繊維や、リコピン、アントシアニン、カテキン、ケルセチンなどのフィトケミカル類が多く含まれているためです。

がんを予防するデザイナーフーズ

デザイナーフーズとは、野菜、果物、香辛料、穀類などの植物性食品に含まれる成分が、がん予防に効果があるか否かを科学的に解明するために、一九九〇年代から米国国立がん研究所が中心となり進めているプロジェクトです。数多くの研究により、現在では抗がん作用が期待されるさまざまな食品がその効果の強さに

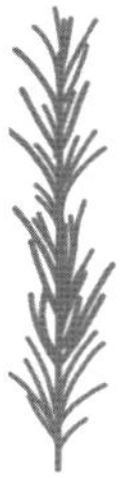

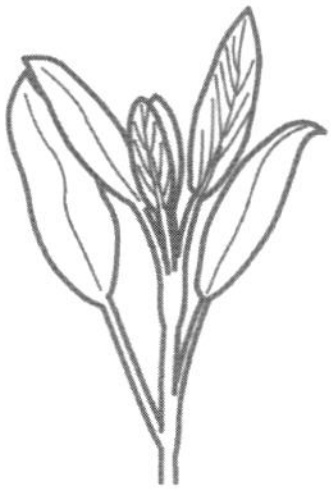

表３．デザイナーフーズの段階と食品名

段階	食品名
第３段階	にんにく，キャベツ，甘草（カンゾウ），大豆，生姜
	セリ科植物（人参，セロリ，バースニップ*）
第２段階	たまねぎ，茶，ターメリック，玄米，全粒小麦，亜麻
	柑橘類（オレンジ，レモン，グレープフルーツ）
	ナス科植物（トマト，なす，ピーマン）
	アブラナ科植物（ブロッコリー，カリフラワー，芽キャベツ）
第１段階	メロン，バジル，タラゴン，燕麦（オートミール）
	薄荷（ハッカ），オレガノ，きゅうり，タイム
	あさつき，ローズマリー，セージ，じゃがいも，大麦，ベリー

＊バースニップ：アメリカぼうふう。人参に似た野菜
（『免疫力を高める野菜おかず 139』より改変）

より表示されています。

米国デザイナーフーズの段階は免疫力強化度により三段階に分類され、各食品目を配置しています。またこの第三段階の最上部が最も免疫強化に強く働く食品とされており、表３に示しました。

最上部のニンニクや生姜の他、タマネギ、ネギ類、大葉などは、魚介類から取り込みやすい水銀や鉛、カドミウムなどの重金属を体外に排泄する働きのある野菜として有名です。したがって、魚介類や肉類を摂取する時には、これらの品目を効率よく摂ることが勧められます。

また、甘草はグリチルリチンを含み、数多くの漢方薬の基礎となる薬剤です。

軽い副腎皮質ステロイド効果が認められるため、肝庇護剤《ひござい》としても有名です。四月八日の花祭りにお釈迦《しゃか》様にかける甘茶《あまちゃ》はこの甘草を煎《せん》じたものです。

表の中に出てくるターメリック、タラゴン、ローズマリー、セージなどはすべて香辛料として香り付けや防腐、抗菌の目的で使用されています。また、表示されている多くの野菜が独特の香りや苦みを有する品目です。

日本人に馴染《なじ》み深く同様の効果が期待できる品目

表3は米国で主に使用されている品目を分類したものですが、わが国独自の免疫力強化に働く品目も数多くあります。私たちの食生活で用いられたり、輸入食品（特に果実）でも日常的に食べられている品目を、デザイナーフーズ計画に参加されている大澤俊彦先生が検討され、分類された研究結果によるその種類を表4に示しました。

表4. 免疫力強化に有効と考えられる品目

食品名
にら，せり，パセリ，しそ，大根
かぶ，貝割れ大根，わさび
ほうれん草，かぼちゃ，サツマイモ
ごぼう，きのこ，ごま，豆腐
海藻（わかめ，昆布，ひじき，のり）
アボガド，キウイフルーツ
ブルーベリー，バナナ
プルーン，パパイヤ

＊上段ほど免疫力が強い
（『免疫力を高める野菜おかず 139』より改変）

最近、ブロッコリースプラウトの効果が着目されていますが、私が着目する野菜としては、明日葉《あしたば》とゴーヤ、ふきのとうなどです。いずれも独特の香りと苦みがあり、調理法も限られているものの、お浸しや炒め物、天ぷら、あるいはふきのとう味噌などで是非とも食卓に加えていただきたい品目と考えています。

7　風邪への対応

昔から暴飲暴食や偏食《へんしょく》、栄養不良などの食生活の乱れにより風邪に罹《かか》りやすくなるといわれています。特に春先にはホルモンの働きも活発になることから、体がビタミンやミネラルなど多くの栄養素を必要としますが、それが補われないと体調を崩《くず》す元となります。また、これに過重なストレスや睡眠不足が重なると、さらに病気を発症しやすくなりますので気を付けて下さい。

食事の注意点

風邪をひいたら栄養を摂らなくてはと、肉や卵を多く摂るのは逆効果であり、むしろ油をあまり用いない、消化の良い食べ物が勧められます。したがって風邪の引き始めや発熱時には、おかゆや野菜スープなど胃腸に負担のかからない食事が効果的です。また、体力が落ち込んでいる、あるいは虚弱《きょじゃく》な方には玄米スープや玄米クリームがお勧めです。一～二日間はこのような食事とし、食欲が出れば白身の魚や豆腐料理、卵、野菜の煮付けなどを加えます。もちろん風邪の引き始めの少量の卵酒以外のアルコールは厳禁、タバコもいけません。

風邪のみならず万能に用いられ、免疫力を向上させる体に優しい食べ物を供覧《きょうらん》します。

〈玄米スープ〉

玄米を洗って水を切り、フライパンできつね色になるまでゆっくりと弱火で炒ります。玄米が少しはじけるようになれば、火を止めて、玄米一合に対して水七合を加え、ゆっくりとおかゆ状にします。これを裏ごしにしたものに適宜水を加えスープ状にします。さらに加熱し、自然塩を少し加えて薄味とします。

裏ごしをしないで玄米がゆとして食べても良いのですが、体力が劣《おと》っている方には裏ごしした玄米スープがより活力を付けます。さらに効果を上げようとするなら、無農薬栽培された玄米を使うのがより効果的です。

〈玄米クリーム〉

市販されている炒り玄米粉（自然食品店にて販売されています）に水を加え、煮ておかゆ状にします。自然塩を少々加えて薄味とします。

各風邪症状の対処法

〈大根湯《だいこんとう》〉

発熱した時の対応法としては大根湯が有名です。おろし大根を大さじ山盛り三杯、おろし生姜小さじ一杯に生醤油（純正の自然発酵の醤油。なければ自然食品店にて販売されています）大さじ一杯程度を加え、熱い番茶もしくは熱湯を注ぎます。醤油の割合は味噌汁より少し薄い目の味付けになるようにして下さい。熱々を火傷をしないように一度に飲み、体を暖かくして休みます。汗をかいたら着替えさせ、梅干し番茶か醤油番茶、梅醤《ばんしょう》番茶を飲ませます。

大根湯は発熱時のみに使用される対処法であり、熱が出ない鼻水や咳《せき》のみの風邪には用いません。大根湯の服用は体力がある人には問題ないのですが、体力が落ちている、あるいは虚弱な方には最初の発熱時のみに使用し、何回も用いないようにして下さい。また、大根湯を使用する場合は、解熱剤は不要です。

これ以外に、咳が非常に強い時には大根の種を炒ってすり鉢《ばち》で粉にし、これを小さじ三杯ずつ一日数回、番茶で服用します。この療法は百日咳《ひゃくにちぜき》のように強い咳が持続する時に用いられていました。最近の種は科学的に処理をされていることが多いので、大根の種は古い漢方薬屋さんか民間薬を販売されているお店で尋《たず》ねて下さい。

〈梅干し番茶〉

風邪の引き始めには味付けしていない昔からの塩辛く酸っぱい梅干し一個を潰《つぶ》し、熱い番茶を二〇〇ミリリットルほど注いで飲みます。塩気が少ないと感じる時には、生醤油を少々加えます。このお茶は血行を良くし、疲れを取ります。腹痛を緩和したり、胃腸を整える働きもあります。

〈醤油番茶〉

生醤油を五～六滴ほどコップにたらし、熱々の番茶を一五〇ミリリットルほど注ぎ、飲用します。これも梅干し番茶と同じ効果があります。虚弱者は入浴の前に飲むと入浴疲れを和《やわ》らげます。また暑い夏にふらふらする時や、食欲が落ちた時などにも飲用します。

〈梅醤《ばんしょう》番茶〉

梅干し一個を潰し、おろし生姜を少量加えて熱い番茶を二〇〇ミリリットルほど注いで飲みます。下痢がある時や胃腸障害のある時に効果的です。生まれつき色黒の人の風邪の引き始めには、梅干しを黒焼きにして醤油を少々加え、熱い番茶を注いで飲むのが効果的であり、生まれつき色白の方の風邪の引き始めには、熱い卵酒が効果的とされています。

〈梅肉《ばいにく》エキス〉

誰にでも効果的なのは梅肉エキスです。市販の梅肉エキスを大豆大ほどスプーンに取り、コップに入れ、熱湯を二〇〇ミリリットルほど注いで溶《と》かします。一日一～三回飲みます。細菌感染（肺炎などの混合感染）を予防し、胃腸を整えます。

〈黒豆療法〉

風邪をこじらせた時には黒豆一〇グラムを水で戻し、豆と戻し汁とよもぎ一〇グラムを一緒に煎じて一日三回飲みます。

〈蓮根《れんこん》療法〉

咳がひどい時に用います。蓮根をよく洗い、おろし金でおろしたしぼり汁 盃《さかずき》 一杯ずつ、一日数回、咳のひどい時に飲みます。また、蓮根の節《ふし》を集めてこれを煎じて飲むと咳に効果があります。

一般的な風邪には蓮根のしぼり汁を盃二〜三杯コップに入れ、生姜のしぼり汁を少々加え熱湯を注ぎ、自然塩もしくは生醤油を少々加えて飲みます。風邪のため声枯れがする時には蓮根のしぼり汁盃一杯に黒砂糖少々を入れて飲みます。

〈リンゴ療法〉

のどや体のふしぶしが痛んで熱っぽい時には、リンゴを皮ごとおろして子供用茶碗《ちゃわん》一杯程度を食べます。しかし、この療法は体力のある方に限ります。小児やお年寄りなど体力のない方にはリンゴ一個をすりおろし、半量は自然塩小さじ一杯程度を加えてくつくつ煮たものを食べさせます。もう半量は絞って、そのしぼり汁に自然塩を少々加え、温めて飲ませます。

〈ネギ療法〉

風邪の引き始めには、ネギの白い部分を三センチ程度の長さに切り、二〇ミリリットル程度の熱湯に一～二分漬けます。ガーゼなどで絞ったネギのしぼり汁を盃《さかずき》一杯、就寝前に服用します。また、長ネギ一本程度の白い部分を軽く焼き、味噌を付けて食べます。のどが痛んだり腫《は》れた時には、ネギの白い部分を軽く焼いて、ハンカチタオルのような薄いタオルにネギを巻いてのどの部分を温めます。

この他にもさまざまな療法と手当法がありますが、これらの民間療法は西洋医学による風邪薬と併用しても大丈夫です。

〈こんにゃく湿布〉

風邪の初期に用います。用意するものは、少し厚めの通常サイズのタオル七枚、市販されている白の板こんにゃく（赤い辛子入りやごま入りでないもの）四枚、お腹の周りを五周できるほどの長さの晒《さら》し木綿の反物《たんもの》です。晒し木綿は前もって糊《のり》を取るために洗濯して乾燥し、ロール状に巻いておきます。こんにゃくはよく洗って四枚のうち一枚は冷蔵庫に入れて冷やしておきます。白こんにゃく三枚を沸騰《ふっとう》させたお湯で煮ます。十分に煮えたらお湯を切り、熱いのでゴム手袋をはめて、乾いた別のタオルでこんにゃくの水気を取ります。通常サイズの少し厚めのタオル二〜三枚を重ねて、縦長《たてなが》に置き、その上に温めたこんにゃくを横向けに置いてくるくると包みます。

こんにゃくが熱すぎると火傷するので、包んだこんにゃくが少し冷めるまで一分間置きます。その間に、冷蔵庫で冷やしておいたこんにゃくを取り出し、タオルでくるくる巻いておきます。家族のだれかに補助をしてもらい、背部の両側腎臓の位置に、各々巻いた熱いこんにゃくを、左右に縦向きに並べて押さえてもらいます。その上から晒し布を巻き始めます。一周したらタオルを巻いたもう一枚の熱いこんにゃくを右季肋部《きろくぶ》の肝臓の位置に横向けに置いて押さえます。その上に晒し布を巻き付けます。同じく冷たいこんにゃくを左季肋部の脾臓《ひぞう》の位置に横向けに置き押さえます。その上も晒し木綿で巻き、腎臓の部分のこんにゃくや肝臓部分のこんにゃくが落ちないように押さえながら、晒し布で腹周りをぐるぐる巻いて、四枚のこんにゃくを固定します。

こんにゃくが熱いと感じる時は、皮膚とこんにゃくの間に縦に四つ折りのタオルを差し込みます。約一五分から二〇分ほど温め、温めたこんにゃくで赤くなった場所をアイスノンなどの保冷枕で五秒冷やして終わります。

腎臓と肝臓は温め、脾臓とリンパ節は冷やします。痛みがあるからといってリンパ節を温めると炎症を助長しますので、リンパ節は決して温めないように気を付けて下さい。脾臓も同様です。

このこんにゃく湿布は風邪以外の体調不良や腰痛、疲れが取れない時にも有効です。くれぐれも熱いこんにゃくで火傷しないように気を付けて下さい。また、一五歳以下の子供にはこの療法は不向きです。イラストで具体的な方法を示しましたので参考にして下さい。

これ以外に、風邪の初期には足浴（「2　薬効のある食べ物」イラスト参照）も有効です。

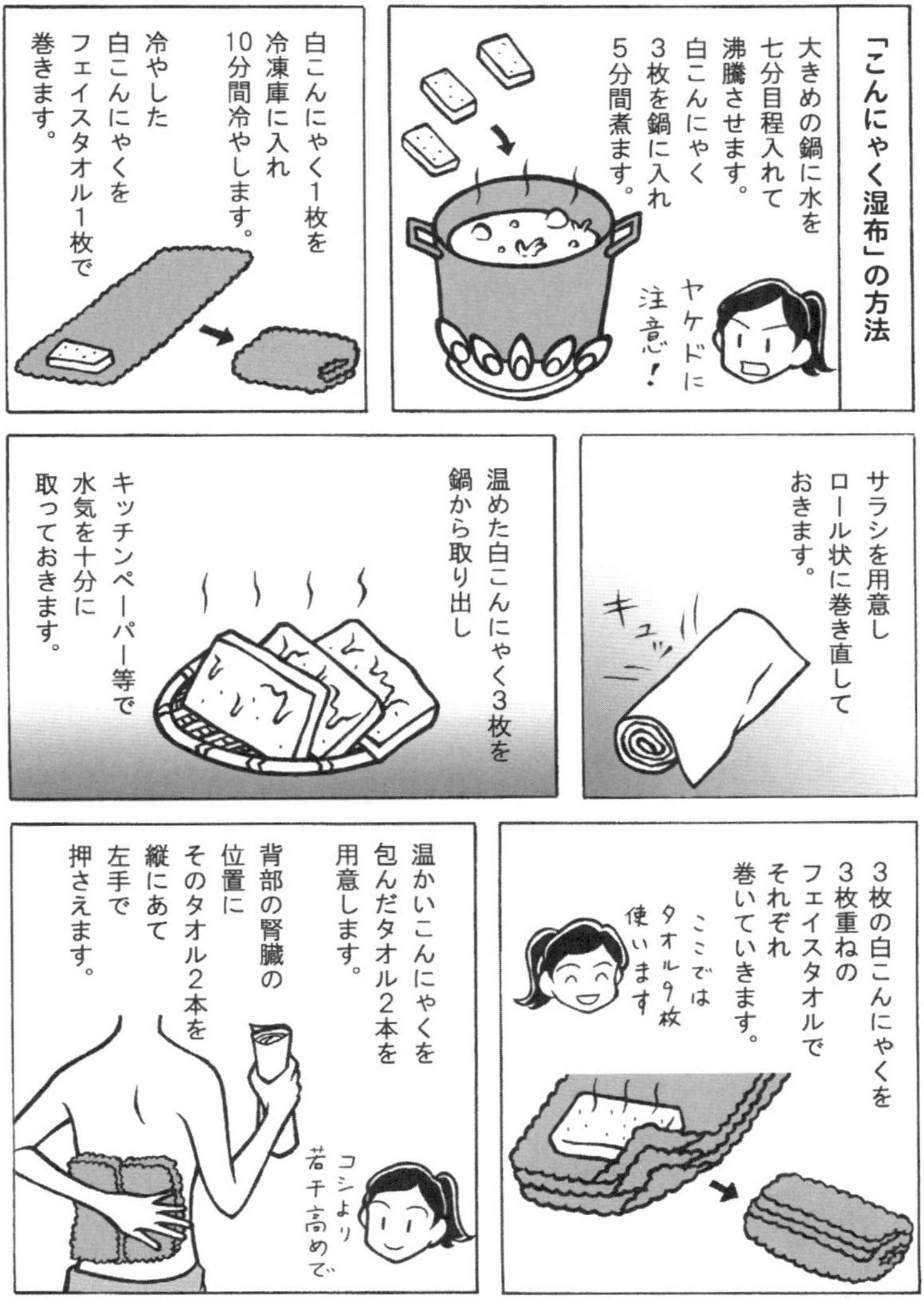
「こんにゃく湿布」の方法
大きめの鍋に水を七分目程入れて沸騰させます。白こんにゃく3枚を鍋に入れ5分間煮ます。
ヤケドに注意！
白こんにゃく1枚を冷凍庫に入れ10分間冷やします。
冷やした白こんにゃくをフェイスタオル1枚で巻きます。
サラシを用意しロール状に巻き直しておきます。
キュッ
温めた白こんにゃく3枚を鍋から取り出し
キッチンペーパー等で水気を十分に取っておきます。
3枚の白こんにゃくを3枚重ねのフェイスタオルでそれぞれ巻いていきます。
ここではタオル9枚使います
温かいこんにゃくを包んだタオル2本を用意します。
背部の腎臓の位置にそのタオル2本を縦にあて左手で押さえます。
コシより若干高めで

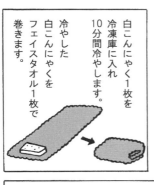

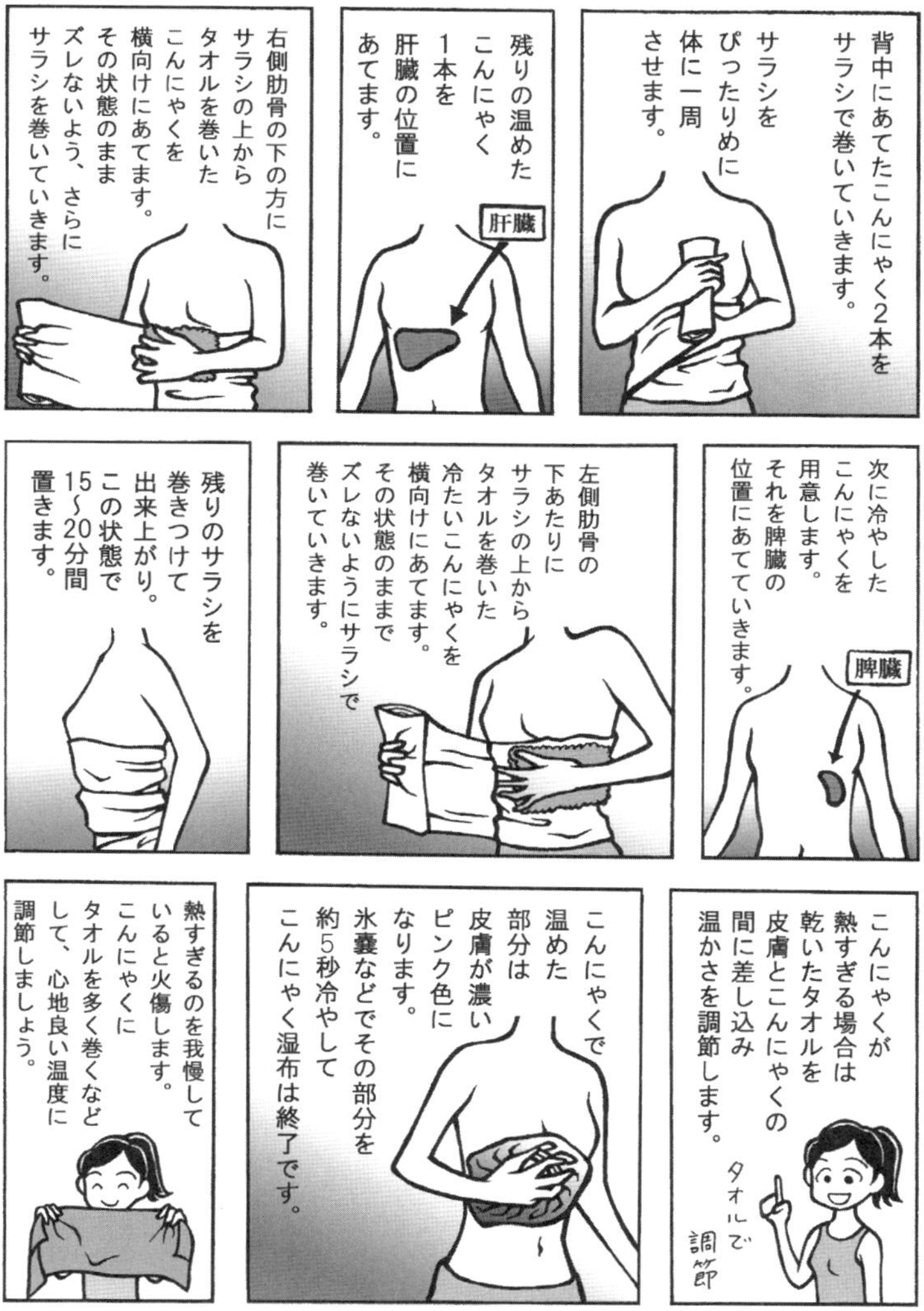
背中にあてたこんにゃく2本をサラシで巻いていきます。

サラシをぴったりめに体に一周させます。

残りの温めたこんにゃく1本を肝臓の位置にあてます。

肝臓
右側肋骨の下の方にサラシの上からタオルを巻いたこんにゃくを横向けにあてます。その状態のままズレないよう、さらにサラシを巻いていきます。

次に冷やしたこんにゃくを用意します。それを脾臓の位置にあてていきます。

脾臓
左側肋骨の下あたりにサラシの上からタオルを巻いた冷たいこんにゃくを横向けにあてます。その状態のままでズレないようにサラシで巻いていきます。

残りのサラシを巻きつけて出来上がり。この状態で15～20分間置きます。

こんにゃくが熱すぎる場合は乾いたタオルを皮膚とこんにゃくの間に差し込み温かさを調節します。

タオルで調節
こんにゃくで温めた部分は皮膚が濃いピンク色になります。

氷嚢などでその部分を約5秒冷やしてこんにゃく湿布は終了です。

熱すぎるのを我慢していると火傷します。こんにゃくにタオルを多く巻くなどして、心地良い温度に調節しましょう。

8　胃腸への対応

お正月には暴飲暴食が付き物で、ついついご馳走《ちそう》の食べ過ぎ、お酒の飲み過ぎ、間食の摂り過ぎなどで胃腸に負担をかけやすく、特に糖尿病の患者さんは食べ過ぎによる血糖値の変動が顕著になる時期でもあります。

一昔前には胃ケイレンや急性胃腸カタルという病気がありました。今ならさしづめ胆石《たんせき》発作や急性胃粘膜《いねんまく》病変（ＡＧＭＬ）、胃十二指腸潰瘍《いじゅうにしちょうかいよう》、ウイルス性胃腸炎《いちょうえん》といったところでしょうか。この胃ケイレンや胃腸カタル、胃十二指腸潰瘍の症状改善には、昔から梅肉エキスが経験的に用いられていました。

胆石発作を除いて、ＡＧＭＬや胃十二指腸潰瘍の原因はヘリコバクター・ピロリ（*Helicobacter pylori* 以下 *H.p.*）という原虫であることが現在ではわかっていますが、古人は原因はわからぬままに、この原虫やウイルスの退治に梅肉エキスが効くことを知っていました。本当に素晴らしい知恵です。というのも、私は梅肉エキスの抗 *H.p.* ならびに抗ウイルス効果を調べるために、二〇〇二年、臨床検査会社東京三菱ＢＣＬに依頼し、*H.p.* に対する梅肉エキスの殺菌効果を証明したからです。そしてその結果は、日本消化器病学会誌に掲載されました。

その効果といえば、小さじ三分の一程度の梅肉エキスを約二〇〇ミリリットルの微温湯《びおんとう》に溶いた液は、*H.p.* の九九・七〜九九・九％を死滅させるというものでした。しかし、これは試験管内の結果なので、実際に人体においても同様の効果が得られるのかという証明が必要でした。そこで当時、*H.p.* の研究をされていた中島重美先生に依頼し、人体でも一定の効果が得られることを証明したのです。（二〇〇六年 Helicobacter）

現在、胃潰瘍やＡＧＭＬ、ならびに *H.p.* 保菌者には抗生物質を大量に長期投与をする**除菌療法**《じょきんりょうほう》が医療保険適応で行われています。この除菌療法は、三種類の抗生物質を用いて消化管に生息する *H.p.* を死滅させるため、*H.p.* を一〇〇％退治する完治療法として有名ですが、副作用として健康な腸内細菌叢を死滅させます。また抗生物質に対してアレルギー症状を呈《てい》する患者さんには用いられません。

さらに、*H.p.* は広く自然界に存在し、生食や半生食の食品、清潔でない水、また、*H.p.* 保菌者とのディープキスなどで容易に再感染を起こすため、何度もこの療法を繰り返すことは困難であると考えています。

このような除菌療法後の再感染予防や、除菌療法が用いられない *H.p.* 感染患者には梅肉エキスは有効と考えています。

これ以外に、*H.p.* 感染に効果があるのではないかと考えているのが島根県隠岐《おき》の島で飲用されている「ふくぎ茶」です。というのも、このお茶は古くから胃炎や胃潰瘍の治療に用いられてきたという経緯があるからです。このふくぎ茶はクスノキ科の落葉低木である黒文字の葉と細枝を、煎じてお茶のように飲用するもので、少し太い枝は茶会などで用いる菓子用の楊枝《ようじ》（黒もじ）として使用されています。

食事の注意点

胃腸の調子の悪い時は、お腹が空いた時に食事を摂るようにして、一定の時間ごとに無理に食事を摂る必要はありません。特に、夜眠りにつく前には、夜食などを摂らずにお腹を軽くすることが大切です。同時に肉食・卵の過食、揚げ物、炒め物、菓子類、ジュース類、清涼飲料水、コーラ、果物の摂り過ぎは控えましょう。アルコールも飲んで美味しいと思わない時には避けるべきです。また、タバコは消化管の血流を阻害するため、喫煙も控えましょう。

各症状の対処法

〈胸やけ〉

昔ながらの塩辛い梅干に番茶を二〇〇ミリリットル注ぎ、梅干しを潰して飲みます。大根おろしに醤油を少々かけて食べてもよく、また、焼き昆布をよく咬《か》んで飲み下したりします。炒ったすりごまに少し塩味を加えたものをよく咬んで飲み下してもいいでしょう。

いつも胸やけをする人は胃酸分泌が多いか逆流性食道炎のある方です。胃酸を分泌させやすくする油分の多い食事を避けることが必要ですが、逆流性食道炎が原因で咳発作が起こる方は、胃酸分泌抑制剤を処方してもらう必要があります。

〈吐き気〉

梅干し番茶、醤油番茶または薄い玄米スープ（「7 風邪への対応」の項で記載）を飲ませます。

〈胃部の痛み〉

胃部の鈍痛《どんつう》などには梅干し番茶、または梅肉エキスを番茶で溶いて飲ませ、生姜湯を夕オルで絞って胃部を温めます。しかし、高齢の方で胃部に急な痛みのある時は、胃腸の病気以外に心筋梗塞を考えておかねばなりません。対症療法《たいしょうりょうほう》で良くならない時には医療機関の受診が必要です。

この他、若い方でも虫垂炎の初期は胃部の痛みを訴えることが多いので、食べ過ぎなど身に覚えのない時の急な痛みには、このような病気も考えておく必要があります。

〈食欲不振〉

濃い玄米スープを飲ませます。病気が長引き食欲がなく、のどが渇く時には薄い玄米スープに薄い塩味を付けてよく咬みながら飲ませます。

また、玄米餅(白餅では効果がない)を焼いて柔らかく煮込んだお雑煮を食べさせます。玄米スープ以外に、そばスープ、粟《あわ》がゆなどでも同様の効果があります。

飲み物としてはハブ草（決明子《けつめいし》）とゲンノショウコを濃く煎じて飲ませたり梅肉エキスを飲ませます。しかし、弱った病人に食欲が出てきたからといきなりいろいろな食事を与えると、またぶり返すことがあるので、病人の体調を考えながら少しずつ量を増やして下さい。軽い食欲不振にはこんにゃく湿布が有効です。（「7 風邪への対応」の項参照）

〈下痢〉

梅肉エキスを一日数回に分けて飲みます。小児には蜂蜜や黒砂糖で甘みを付けて薄めてジュースのようにして飲ませます。また、白花ゲンノショウコを濃いめに煎じて飲ませます。軽い下痢の場合には、剝《む》いたリンゴと人参をそれぞれおろし金で下ろし、リンゴと人参を一対一の割合で合わせたものを客用茶碗一杯ほど食べさせると効果があります。

下痢がひどい場合には脱水を起こすので、特に小さい子供や老人には脱水を起こさないように薄い塩味の湯冷《ゆざ》ましや、薄い醤油番茶を頻回《ひんかい》に飲ませる必要があります。また、善玉腸内細菌を養うために「わかもと」や「ビオフェルミン」などの常服もよいでしょう。

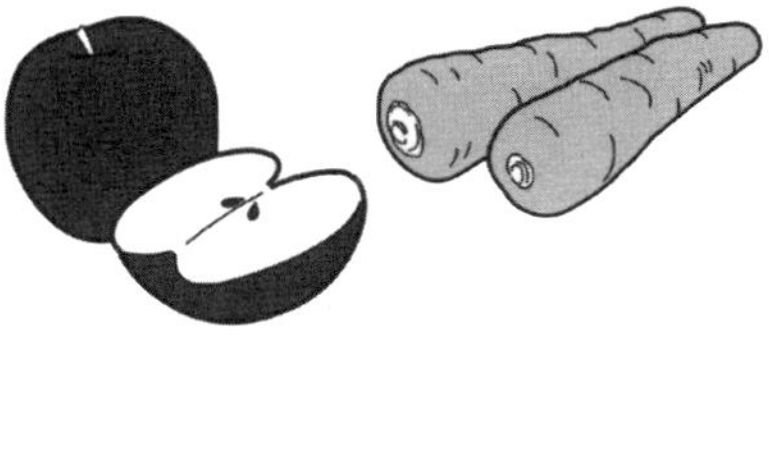

〈便秘〉

小豆と板昆布を塩味で煮合わせたものを毎日、軽くお椀《わん》一杯よく咬んで食べます。また、薄い塩味のゆで小豆もよく咬んで食べます。常習便秘には玄米ご飯にすりごまをたっぷりかけて、ごぼうのきんぴらを副食にこれもよく咬んで食べます。通常の副食には油あげ、豆腐、高野豆腐、豆乳などの大豆製品を多く摂るようにします。また、大根、蓮根などの根菜類、ひじきなどの海藻類、こんにゃく類を常食するようにします。飲み物としては、ハブ草（決明子）を濃く煎じたものを一日二〜三回、あるいは梅肉エキスを一日一回服用します。

〈腹満感〉

ガスのためお腹が張って苦しい時は、からし生姜湿布《しっぷ》をします。皮膚が弱く、からしでかぶれる方は生姜のみの湿布とします。からしかぶれは火傷のようになる場合があるので、気を付けて下さい。

この湿布液は、ひね生姜を皮ごと下ろしたもの盃《さかずき》二杯と、日本からしを緩《ゆる》く溶いたものの盃一杯、布袋に入れ、約一リットルの水と共に煮ます。ゴム手袋をはめてその煮汁に夕オルを浸し、軽く絞ってお腹に当てて温め、五分ごとに取り替えながら約一五分温めます。同時に、ハブ草とゲンノショウコの濃い煎汁を飲ませます。

高齢者で特に基礎疾患がなく、腹満感が常時ある方には、大建中湯《だいけんちゅうとう》という漢方薬が効果があります。カマグなどのマグネシウム剤と共に用います。

腹満感はガスのみならず腹水の貯留でも起こりますので、間違わないようにして下さい。ちなみに、腹水による腹満感はメントール湿布（「2 薬効のある食べ物」参照）で楽になります。一時的ですが患者さんは喜ばれます。

〈シャックリ〉

たかがシャックリですが、年寄りの長時間のシャックリは心不全を来《きた》すこともあり油断はできません。カトリックの総本山、バチカンの教皇《きょうこう》もシャックリで死にかけたという記録があるほどです。このシャックリには柿のヘタを干したもの一〇個に対して、二〇〇ミリリットルの水を加えて、三分の二になるまで煎じて飲ませます。柿のヘタはシャックリ止めの妙薬で、安定剤を筋注し、舌を引っ張るなどのさまざまな刺激で止まらなかった頑固なシャックリでも、この方法で止まった経験があります。恐るべき民間療法です。

柿のヘタが無い時には生姜三グラムをおろして、熱湯を加えて飲みます。柿のヘタは漢方薬屋で入手できますので、よくシャックリの出る方は常備するとよいでしょう。頑固なシャックリを止めるとされる漢方薬の柿帯湯《していとう》は、この両方の材料を用いたものです。

このような材料のない時には、青菜の汁か蓮根《れんこん》の絞り汁のようなアルカリ性のジュースを盃二〜三杯飲み、同時に大きくお腹で呼吸をするか、少しの間、呼吸を止めるとシャックリが止まることがあります。

また、大葉を五〜六枚水洗いし、細かくなるまでよく噛《か》んで飲み込みます。シャックリでお困りの方は是非ともお試し下さい。ただし、頑固なシャックリが頻回《ひんかい》に起きる時には肺がんなどの基礎疾患が隠れている場合があります。繰り返し起こる時は一度、医療機関を受診して下さい。

9 脳を健やかにする食品

年齢を重ねるといろいろと体の変化が起こります。体の動きのみならず、頭脳の解析能力も劣り、人の名前が思い出せなかったり、今何をしようと思っていたのかわからなくなってもう一度、元の場所に戻り、何をしようとしていたのか考えたりします。しかし、このような状態は高齢者に限ったことではなく、近頃では三〇代後半からの働き盛りの人たちにも、同じようなことが認められるようになりました。そこでここからは、脳細胞の活性化や脳血流を改善することが期待できる食品について説明します。

ぼけ？　それとも単なる物忘れ？

アルツハイマー病やパーキンソン、また脳梗塞《のうこうそく》や脳出血後に起こる発語《はつご》障害及び健忘《けんぼう》症《しょう》は、脳細胞そのものに障害が起こり発症するものですが、脳に明らかな病変を認めないのに物忘れが起こることがあります。この原因として考えられるのは、脳への血流状態の変化です。

脳細胞が最もダメージを受けるのは低酸素状態と低血糖《ていけっとう》ですが、低酸素状態を引き起こす原因は、脳血流速度の遅延ならびに脳血流量の減少です。そしてそれを来《きた》す原因が、脳動脈硬化と脳血管スパズム(収縮)です。スパズムは主にストレスが原因と考えられるため、ストレスの回避が重要ですが、脳血流の改善や動脈硬化の予防、あるいは進展の防止には食物による対応が可能です。

動脈硬化を予防するために

どのような病気でも、薬を服用する前にまず食を正《ただ》す必要があります。前述したように、日本人は倹約遺伝子という粗食に耐えられる素質を保有している方が多く、現在のような肉食過多や糖質過剰の食事や間食は、脳動脈硬化を起こしやすいと考えられています。

これを防止するために、牛肉、豚肉、鶏肉などの肉類を

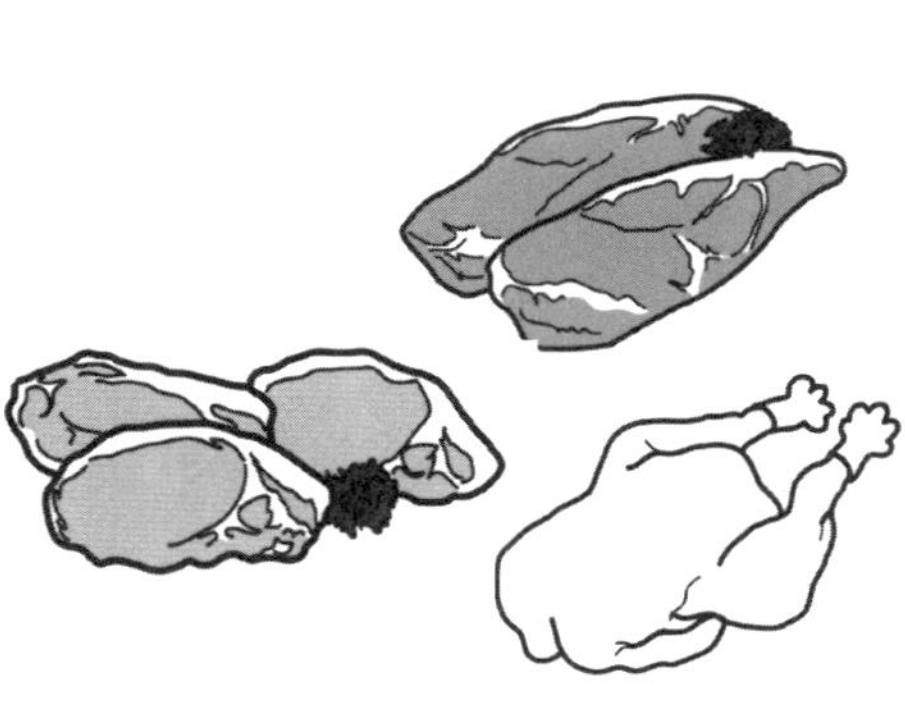

摂取する時には、霜降り肉やバラ肉、鶏肉の皮など油の多い部分を避け、赤身やフィレ、ささみや胸肉などを選びます。

その上で、肉製品の摂取量は、健康で動き回っている方でも最大一日一〇〇グラムを超えないこと、また、心疾患や脳疾患、脂肪肝などがある方は、一日七〇グラム程度とします。さらに、肉食の割合は一週間に三~四回までとし、あとは魚介類の摂取を行います。同時に大豆製品である味噌、豆腐、湯葉、納豆、高野豆腐などを一日三回摂取するようにします。

フィトケミカルや食物繊維の摂取のために、一日三〇〇グラム以上、糖尿病や高脂血症のある人は六〇〇グラム以上の根菜類、ネギ・タマネギ類、葉菜類をバランスよく摂る必要があります。

また、こんにゃく類やきのこ類、海藻類なども適宜食品目に加えるとより理想的です。昔、甲状腺疾患《こうじょうせんしっかん》のある方は海藻類が制限されていましたが、現在ではそのような制限は全く行われていないので、どなたが摂取しても大丈夫です。

肥満が動脈硬化を助長することから、砂糖、菓子類、菓子パン、酒類などは基本的に制限、糖尿病がある方の酒類は原則的に禁止です。また、喫煙は脳血管を収縮させるため、禁煙が必要です。

多くの野菜、精白していない全粒穀物《ぜんりゅうこくもつ》を中心とした適量の魚、鶏肉、果物そして赤ワイン、これらは「地中海食」と呼ばれるメニューです。調理にはバターではなくオリーブオイルが用いられ、これにトマト、ニンニクが加わります。さらにナッツ類が添えられます。

この地中海料理を毎日食べているイタリア住民一〇〇〇人の五年間の経過を見た介入試験では、認知症の発症率が平均より五四％も低かったという結果が得られています。さらに二〇一五年、一二六〇名のフィンランド人を対象として、この地中海食を改変したダイエット食と運動を継続する介入試験が実施されました。

その内容としては、食事の一〇〜二〇％のタンパク質、二五〜三五％の脂質、四五〜五五％の炭水化物（そのうち砂糖の割合は一〇％以下）、二五〜三五％の食物繊維、一日五グラムの塩分、そして五％以下とアルコールを制限したもので、豊富な野菜と果実、全粒穀物のシリアルと低脂肪ミルク、少なくとも週二切れ以上の魚の摂取、油脂はバターではなく菜種油か植物性マーガリンにしたもので、オリーブオイルや赤ワインの摂取は、あえて介入条件に加えられていませんが、二年間のこの食事と運動負荷により、開始年齢が高齢であっても運動機能と認知テストの成績が有意に向上し、認知機能の低下を防止する

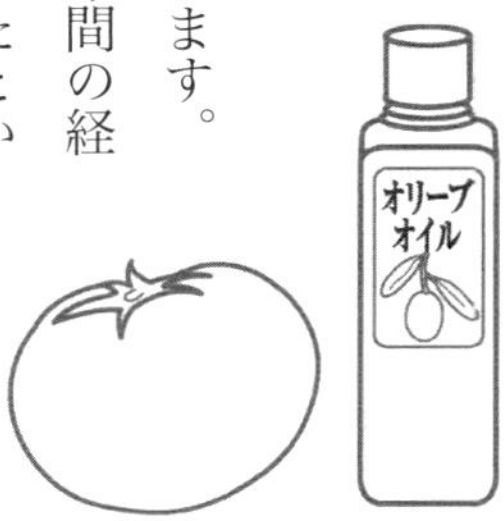

ことが報告されました。

塩分が五グラムと限定されたのは、対象者が何らかの虚血性心疾患のエピソードと、糖尿病を有したためと考えられ、特に脳血管疾患や心疾患、腎疾患のない方は、塩分は七〜一〇グラム以下とすればよいと考えられます。

この介入試験は六五歳以上でも効果があったということなので、食生活と運動などの生活習慣の転換は「遅《おそ》きに失《しっ》する」ということではなさそうです。

健脳が期待できる食品

昔から、黒豆と黒ごま、餅米《もちごめ》、かやの実、くるみ、山芋は不老長寿薬として珍重されてきました。少し物忘れが多くなったと感じる方は、基本的な食事に重ねて、これらの品目を摂るようにします。

食べ方としては、黒豆二、黒ごま一、餅米（なるべく無農薬玄米餅米がよい）七をきつね色にから煎《い》りし、ミキサーなどで粉末にしたものに、山芋を干して粉にしたもの（健康食品店などで販売されている）二を加え、黒砂糖を適宜加えて薄く甘味を付け、毎日昼食後に小さな杯にすり切り四〜五杯ずつ食べると老化を防ぐといわれています。ただし、山芋が食べられない方はこれを抜いても大丈夫です。

また、黒豆、黒ごま、餅米、かやの実、くるみを同じく炒って、ミキサーにかけ粉末にしたものを食後に盃二〜三杯食べるとよいともされています。

一般的には、これら「健脳」に働く食品目を、黒豆ご飯や、黒ごまやくるみの和え物、とろろ汁など、普段の食事の中でできるだけ多く摂取するようにするのも一方法です。

血流を改善する食品

よく「血液さらさら」とテレビのＣＭなどで宣伝されていますが、実際に赤血球などの血球の流れを改善するものがあります。魚類、梅肉エキス、卵の油、硫化《りゅうか》アリルを含むらっきょうやタマネギなどです。

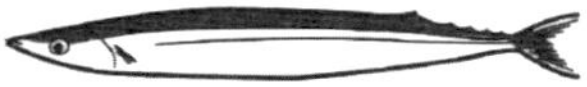

魚類にはエイコサペタエン酸（ＥＰＡ）やドコサヘキサエン酸（ＤＨＡ）が含まれており、これらの成分は血流を改善することがよく知られています。サンマやイワシが安価で美味ですが、調理法としては青魚の油を適当に落とす塩焼きが最良と考えられます。
梅肉エキスは就寝前に大豆大を微温湯に溶かして飲用します。就寝前に飲む理

由は、就寝中に血圧が下がることにより血栓《けっせん》ができやすくなるためで、梅肉エキスはこれを予防します。

また、卵の油は特殊な方法で卵黄を煮詰めたものであり、狭心症《きょうしんしょう》の民間療法として有名です。これを作るには大変な手間が必要で、現在は、瓶《びん》入りのものとカプセルに入ったものが市販されています。卵の油は油脂なので瓶入りのものは酸化されやすく、カプセルの方が長期保存が可能です。

らっきょうは酢漬けにしたものが保存がよく、酢と合わせることで効果が高まります。毎日、小粒のものなら六～八個、大粒なら四～五個を食事の時に摂ります。

体内の不要な重金属を排泄する食品

体内に取り込まれた水銀や鉛、カドミウム、アルミニウムなどの不要な重金属の排泄には、「4　デトックスとは」の項で記述した品目が用いられますが、特に物忘れや神経症状のある方には、体内に蓄積された不要なミネラルの排泄が必要です。

それには黒豆、小豆、なた豆などの豆類、タマネギ、ニンニク、らっきょう、にらなどの硫化アリル植物、紫蘇葉《しそは》、ボウフウなどの刺身のツマに用いられる食材、大根、ブロッコリー、ごぼう、きのこ、リンゴなどの野菜や果物、寒天、ココア、シナモン、ペパーミントなどの嗜好品《しこうひん》、タンポポコーヒー、玄米の黒焼き、ジュアールティー（アフリカ茶）、ダッタンそばなどの健康食品、芍薬《しゃくやく》、甘草《かんぞう》、桂枝《けいし》、生姜《しょうきょう》などの漢薬が有効です。

日常的にこれらの食品目をいろいろと組み合わせて使用することにより、自然に不要な重金属類が尿や便中に排泄され、細胞が正常に働くように調節されます。

健忘《けんぼう》に用いられる民間薬と漢方製剤

民間療法でよく用いられるのは、決明子《けつめいし》（日本製のハブ草とは異なります）です。五〇〇ミリリットルの水に決明子小さじ山盛り三〜四杯入れ、半量になるまで煮詰めて、お茶代わりに服用します。この決明子にゲンノショウコふたつまみを加えて煎じることもあります。また、ローズマリーは記憶力を回復させるハーブティーとして知られています。

漢方薬では、最近、抑肝散《よくかんさん》が健忘症に効果があるとされ、臨床でよく用いられているようです。ただし、漢方薬は西洋薬と異なり、証《しょう》（体質）の違いで使用できない場合もあるので、漢方に詳しい医者への受診が必要です。

現在、世界中の多くの研究者によりさまざまな植物の効果について検討がなされていますが、その中でも脳活性に対して顕著な効果が認められそうなものに黒くるみがあります。これにはブルンバギンという物質が含まれており、脳神経保護作用が確認されています。

また、カリフォルニア大学ロサンゼルス校のグレゴリー・コール（Gregory M. Cole）らは、カレー香辛料のクルクミンがアルツハイマー病の治療に利用できるのではないかという実験を行っています。彼らはアルツハイマー病の症状が現れる遺伝子改変マウスにクルクミンを与えると、脳細胞の損傷が抑えられ、アルツハイマー病患者特有の脳に蓄積されるβアミロイドが減少したことを報告しています。これはクルクミンやブロッコリーに含まれるスルフォラファンの働きによるものと考えられています。

さらに、同じくカレーに含まれるニンニクと唐辛子は神経細胞の細胞膜にあるカルシウムイオンチャンネルを開き、神経細胞の電気活動を通常よりも高めることが知られています。

近い将来、西洋医学でも合成化学物質のみならず、自然界における食品目による治療が行われるようになるかもしれません。

ぼけを改善する運動

もうすっかり陰を潜《ひそ》めてしまった子供の頃の遊び、お手玉が前頭葉《ぜんとうよう》を刺激して物忘れを改善するとの実験結果があります。お手玉は二個で十分で、少し難しいのですが、右回し、左回しと交互に行うようにすると、前頭葉を刺激し、とても良い結果が得られるようです。同じように坐位《ざい》にして右手で拳《こぶし》を作り右膝《みぎひざ》を叩《たた》きながら、左手を平手《ひらて》にして左膝をさするという動作をさせ、合図と共にその動作を左右入れ替えるという運動も、脳を刺激すると考えられています。このように右と左で異なる動作をすることが、お手玉と同様に前頭葉への刺激が期待されます。

また、随分と以前に流行《はや》った指回しもぼけ防止に役立つと考えられます。その方法は、両手を胸の位置で合《がっ》掌《しょう》し、指を開いて左右の手の指先のみを合わせ、親指から小指まで各々を合わせながら開いて丸いドームを作るようにします。他の指を離さないように、またドームの形を崩《くず》さないようにして左右の親指をくるくると回します。回し方は各指前回し一〇回、後ろ回し一〇回行い

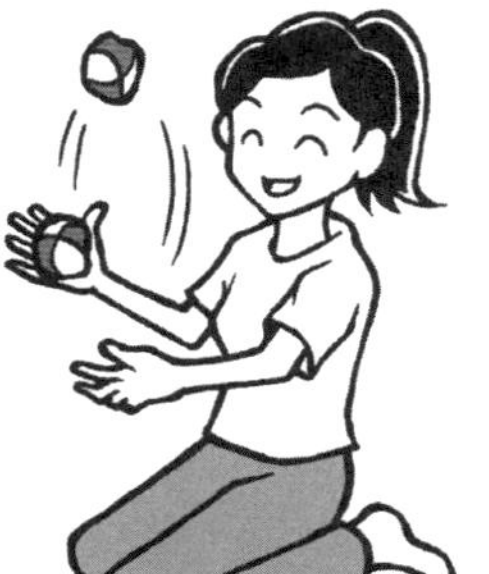

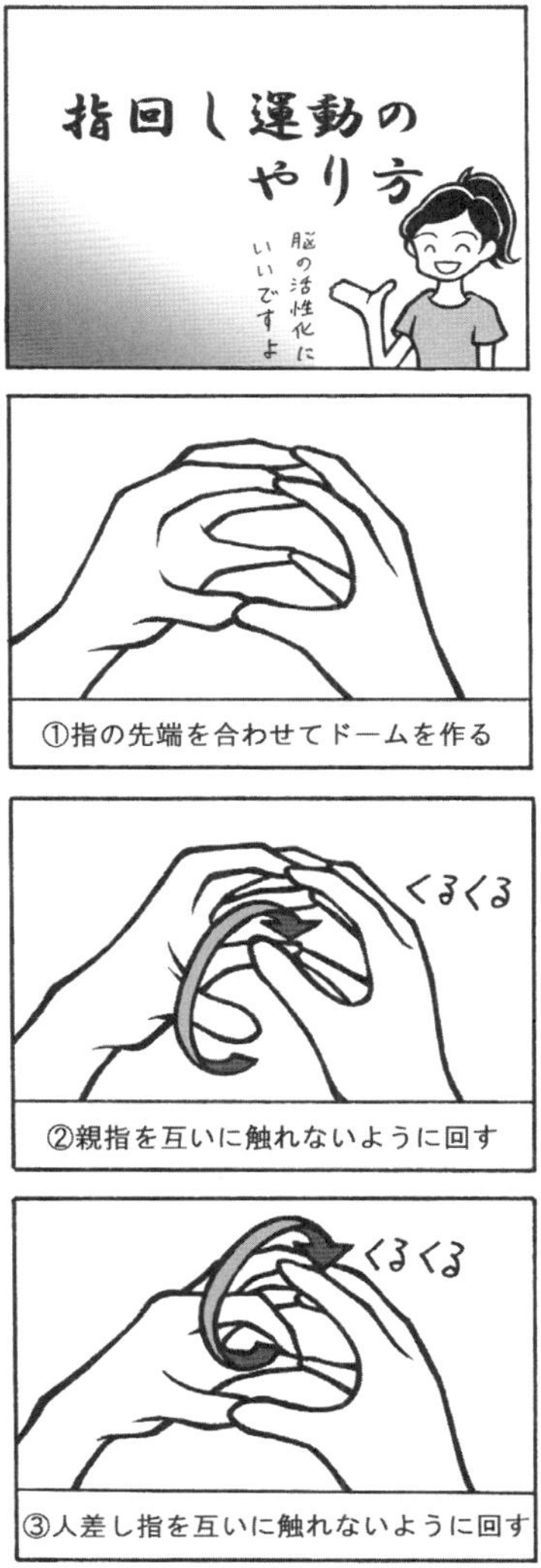
指回し運動のやり方
脳の活性化にいいですよ
①指の先端を合わせてドームを作る
くるくる
②親指を互いに触れないように回す
くるくる
③人差し指を互いに触れないように回す

ます。親指が終われば左右の親指を合わせ、次にドームを崩さないように人差し指の前回し、後ろ回しの回転を同様に行います。同じように中指、薬指、小指と同様の回転を行います。最初はなかなか回らなかったり、回している間にドームの形が崩れたりしますが、慣れると歪《いびつ》なドームであっても指回しができるようになりますので、諦《あきら》めないで練習してみて下さい。指が正確にドームを崩さず回るようになれば、物忘れも軽減していること請《う》け合《あ》いです。

日常の早足《はやあし》歩きや、大股《おおまた》歩きの運動も脳を活性化します。膝や足の悪い方はゆっくりと散歩するのも助けになります。じっと動かずテレビばかり見ていると脳は退化しやすいようです。

運動以外に碁《ご》や将棋、数字ゲームやパズルなども日常的に行っていると脳の老化を防ぐようです。ただしスマホのゲームに関する改善効果は不明です。むしろ前屈《まえかが》みで小さな画面を見続けるので、視力の低下や頸椎《けいつい》の違和感を生じる懸念《けねん》があると考えられるので、お勧めできません。

10　泌尿器疾患のへ対応

腎臓の主な疾患は腎炎とネフローゼですが、民間療法のいくつかは現代医療との整合性が取れないものもあるため、治療上の問題がなく効果が期待できるものを記述しました。

腎炎とネフローゼの対応

〈こんにゃく療法〉

こんにゃく玉から作った板こんにゃく二丁（製造方法と原材料をチェックして下さい）を水の状態から煮て灰汁《あく》を取ります。煮上がったこんにゃくを縦半分に切り、さらに横に一センチ程度の厚さに切りそろえます。フライパンなどで少し弱火でから煎りすると、こんにゃくの水分が抜けて弾力が強くなり縮みます。こんにゃくの大きさが三分の二か半分程度になれば火を止めます。このこんにゃくの半量はさらに細かく切り、青菜と共に白和え、小ネギと一緒に酢味噌和え（和芥子《わがらし》は入れない）、煮込んでおでん種として、根菜類と共に金平《きんぴら》などにします。味付けはすべて塩分を薄い目にします。（高度の塩分制限を指示されている方はごく薄めの味付けとして下さい）

もう半量のこんにゃくは、鍋に沿《そ》って生醤油を少量入れ、煎《い》りこんにゃくに絡《から》めます。理想的には一日一丁半食べるのがよいとされていますが、一日一丁を副菜として、また食間のつまみ物としてよく噛《か》んで食べます。一日一丁も食べられないと思うでしょうが、これが以外と食べてしまうので不思議です。半年ほどの継続が必要です。

こんにゃくの成分は食物繊維のこんにゃくマンナンですが、古くより砂下ろしとして、腸の掃除を行い毒素の排泄に効果があるとされて来ました。消化されないこんにゃくですが、腎炎以外の慢性疾患の方にもお勧めできる療法です。

〈トウモロコシ療法〉

トウモロコシはイネ科の一年生植物です。このトウモロコシの粒を小さな茶碗《ちゃわん》一杯に対して水四杯の割合で煎じます。煎汁が茶碗三杯ほどの量となれば火を止めて一日三回、分服します。煮たトウモロコシも一緒に頂きます。もしトウモロコシのひげがあれば一本分のひげを入れて一緒に煮ればさらに効果が上がります。煮上がったひげは捨てます。この療法は尿がよく出るようになりますので、腎炎やネフローゼ以外に糖尿病の治療にも用いられてきました。また、お隣の韓国ではこのトウモロコシ茶が通常の食事時《どき》に出されます。韓流《かんりゅう》の健康飲料です。

〈ニワトコ（庭常）療法〉

ニワトコは、スイカズラ科ニワトコ属で落葉する低木です。開花は三〜五月で、枝や葉を刻んで陰干しにします。主要成分はフラボノイド、タンニン、トリチルペノイド、ケンフェノール、クエルセチン、硝酸《しょうさん》カリウム、有機塩酸などで、利尿作用があることから腎臓病のむくみや便秘の解消に、また、発汗作用があることから風邪に、その他リウマチ、神経痛、打撲傷《だぼくしょう》などにも用いられています。枝や葉の陰干しに水を加え、全量が半量になるまでとろ火で煎じて温服します。神経痛やリュウマチには、内服以外に煮汁を風呂に適量入れて薬草風呂とします。冷え性にも効果があるようです。

これ以外にもむくみに対応する**小豆療法**などがありますが、「3　豆類の薬効について」

の項を参照して下さい。

〈漢薬〉

腎炎やネフローゼに用いられる漢方は数多くありますが、いずれも患者さんの状態に応じて投与が為されます。腎性浮腫には**五苓散**《ごれいさん》、**四苓散**《しれいさん》、**五皮散**《ごひさん》、**真武湯**《しんぶとう》などが、水腫と尿量減少には**牛車腎気丸**《ごしゃじんきがん》、水腫とタンパク尿などには**妨已黄耆湯**《ぼういおうぎとう》、**妨已茯苓湯**《ぼういぶくりょうとう》、**越婢加朮湯**《えっぴかじゅつとう》などが用いられます。いずれの処方も専門医の受診が必要です。

腎盂腎炎《じんうじんえん》・膀胱炎《ぼうこうえん》の対応

膀胱炎も腎盂腎炎（腎盂炎《じんうえん》）もほとんどが下部尿路からの細菌感染です。膀胱炎は残尿《ざんにょう》感《かん》、頻尿《ひんにょう》、排尿時痛などの症状があり、病状に応じて発熱や血尿が認められます。いずれも不衛生な性行為が原因になることが多いため、性行為の前には手指や陰部を入浴時に洗う習慣が必要です。また、繰り返し膀胱炎などを発症する方は、性行為の後で排尿する習慣が予防に繋《つな》がります。

いずれの疾患も感染細菌に対応する抗生物質の投与が必要ですが、初期治療が遅れると、慢性化や腎盂腎炎に移行するため、早期対応が必要です。民間療法は抗生物質がなかった時代の治療薬で、特に淋病《りんびょう》などの花柳病《かりゅうびょう》*の治療に用いられてきました。

民間療法で用いられるのは、ほとんどが利尿に働く薬方で、腎や尿管、膀胱、尿道を洗い流す（wash out）ことが主体となります。西洋医学の抗生物質と民間薬との混合治療は、各炎症部位を早期に鎮静《ちんせい》させ、慢性化を防止する利点があります。特に腎盂炎の発症は、適切な治療を行わなければ起炎菌《きえんきん》が抗生剤の効かない休眠状態となり、一時期は治っても、宿主の体力や免疫力が落ちると腎盂炎を再燃させるようになります。

〈ウワウルシ茶（クマコケモモの葉）〉

ツツジ科の常緑低木。成分はアルブチン、メチルアルブチン、ガロイルアルブチンなどです。アルブチンは尿中で分解されてハイドロキノンを生じ、これには殺菌作用、利尿作用があります。すなわち、煎液《せんえき》には尿路消毒薬と利尿薬の効果が認められます。

煎液の作り方は大きめのやかんに八分目の水を入れ、患者本人が軽く一掴《ひとつか》みのウワウルシの葉を入れ、少し弱火で水が半量になるまで煮詰めます。煎液は温かくても常温でも良いので、お茶代わりにどんどん飲むようにします。煎薬の飲用は完全に治癒に至るまで継続します。

煎液は飲めば飲むほど、排尿が促されます。この薬は抗生物質と共に用いても問題がなく、むしろ相乗作用で治癒を早めます。腎盂炎、尿道炎、膀胱炎に使用します。

〈決明子混合茶〉

腎盂腎炎で三八〜四〇度の弛張熱《しちょうねつ》*が持続する場合、入院治療にて抗生剤の点滴が必要となりますが、このお茶の内服を抗生剤治療と並行して用います。決明子三〇グラム、ニワトコ二〇グラム、トウモロコシの毛五グラム、ウワウルシ二〇グラム、ハトムギ二〇グラムを五〇〇ミリリットルの水に入れ、半量になるまでゆっくりと煎じます。これを一日量とし、三〜四回に分けて分服します。解熱し完全に炎症が治まるまで服用を続けます。もちろん、ウワウルシ茶のみでも効果があります。

またこの他、車前草《しゃぜんし》（オオバコ）にも利尿作用と抗菌作用があります。

〈漢薬〉

漢方に用いられる漢薬としては、車前子、猪令《ちょれい》、竜胆《りゅうたん》、蒲黄《ほおう》、金銭草《きんせんそう》などがあります。

いずれも利尿や止血の作用を有します。具体的な方剤としては**猪令湯**《ちょれいとう》、**五淋散**《ごりんさん》、**竜胆瀉**《りゅうたんしゃ》**肝湯**《かんとう》などがありますが、証に合致した方剤を用いないと逆効果になりますので、必ず専門医の診断を受けるようにして下さい。漢方を使用する場合でも、抗生剤との併用が必要と考えています。

＊花柳病：芸者や遊女の世界で感染する病気。性病。
＊弛張熱：一日の朝夕の熱の差が一度以上あり、朝方に下降し、夕刻より夜にかけて熱が上昇するもの。感染症の熱計。

11 食物アレルギーについて

わが国における乳児期と幼児期の食物アレルギー有症率は、さまざまなコホート調査により乳児期五〜一〇%、幼児期約五%と推定され、小中学生の学童期は二・六%とも一・三%〜一・五%とも報告されています。

数値から推定されるように、食物アレルギーは自然耐性化する傾向があるため、食物アレルギー有症率は一歳児が最も多く、その後、加齢と共に減少します。しかし、六歳までは自然耐性が進むものの、それ以降の自然耐性の獲得はほとんど進まず、成人の食物アレルギーの有症率は学童期とほぼ同等と考えられています。

食物アレルギーの三大原因食物は鶏卵、牛乳、小麦で、この三種のみでアレルギー全体の三分の二を占めます。これ以外にピーナッツ、魚卵《ぎょらん》、果物類、甲殻類《こうかくるい》、魚類、そば、ナッツ類、大豆などを合わせると全体の九〇%を占めています。

現時点でも、医療機関でアレルギー反応を呈したすべての食べ物の制限が行われていることがありますが、今では重要な原因食物が何かを同定することが可能となっているため、昔、行われていたような広範囲の原因食物の除去は、患児の栄養不良を来す原因となり、全く意味がないとされています。そのような意味でも、アレルギー反応を惹起《じゃっき》する原因食物の特定を、早期に限定し（正しい抗原診断の実施）、専門医に必要最小限の除去を指導してもらうことが大切です。

皮膚炎と食物アレルギーの関連

イスラエルやフィリピンのように幼少期よりピーナッツを摂取する国の方が、米国や英国のようにピーナッツ除去を推奨する国と比較して、ピーナッツアレルギーの有病率が低いこと、また、米国や英国でピーナッツアレルギー患児に対するピーナッツオイル入りのスキンケア製品の使用率が高いことが報告されています。

これは食物アレルギーを獲得するメカニズムとして、皮膚からの食物抗原の暴露《ばくろ》はアレルゲンを誘導し、反対に、多くの抗原の食物摂取は免疫寛容（アレルギーを緩和する）を来すというものです。つまり、食べ物である物質を皮膚に塗りつけたりすると、皮膚を介して抗体を作ってしまい、その後にその品目を食べると、アレルギー症状を起こすようになるが、本来、食べ物である品目を、小さい頃から食べさせていると、アレルギー反応がむしろ起こらなくなるというものです。

この事象は、近年わが国で起こった「茶のしずく石鹸」に含まれていた小麦による深刻な小麦アレルギーの発症と同様のメカニズムです。

それゆえに、現在ではアレルゲンの回避のための食物摂取の制限より、より早期に離乳食を開始し、さまざまな食物を摂取させる方が、将来のアレルギーを緩和させると考えられています。

また、皮膚炎のように皮膚のバリア機能が傷害された部位を長らく放置すると、そのバリア機能が壊された部位から、さまざまなアレルゲンが取り込まれる可能性が報告されています。したがって、子供さんのアトピー性皮膚炎や湿疹《しっしん》などは、早期に治療を開始する必要があると考えられています。

食物アレルギーの治療

蕁麻疹《じんましん》などの食物アレルギーの急性期の反応に対して用いられる治療薬は、第一世代の抗ヒスタミン薬です。また、食物アレルギー緩和のためにインタール細粒の内服も行われます。

食物アレルギーで注意しなければならないのは、喘息《ぜんそく》発作や気道《きどう》浮腫《ふしゅ》による呼吸困難を来す重篤《じゅうとく》な発作（即時型アナフィラキシーショック）です。即時型の発症は、原因食物を摂取後、二時間以内に誘発されると定義されていますが、その多くは、食物摂取の直後から三〇分以内に初発症状を経験するといいます。

その症状は、蕁麻疹《じんましん》やそれに伴う痒《かゆ》み、皮膚の紅斑《こうはん》が広範囲に起こります。さらに眼瞼《がんけん》（まぶた）の浮腫、鼻詰《はなづ》まり、鼻汁、口唇の腫脹《しゅちょう》なども起こり、ほとんどがこれらの症状で落ち着きますが、嗄声《させい》（かすれ声）や、ヒューヒューという気道の音、強い咳《せき》などの気道の変化が起こった場合には、気道閉塞《きどうへいそく》を来す前兆《ぜんちょう》でもあるので、速《すみ》やかに病院施設を受診し、アドレナリン投与が必要です。また改善が悪ければ、酸素吸入や副腎皮質ステロイド薬の点滴静注が行われます。

食物アレルギー・連鎖《れんさ》型《がた》果物アレルギー

プリックテストやスクラッチテストのような皮膚反応試験で、さまざまな植物アレルゲンが陽性を呈することが数多く認められます。この中でも**ハンノキ**や**白樺**《しらかば》に陽性を呈した場合、それに連鎖する果物として、リンゴ、桃、イチゴ、キウイ、梨、びわ、くるみ、もやし、サクランボなどを摂食すると、食物アレルギー症状を呈する場合があります。

また、同じく**カモガヤ**が陽性の場合にはスイカ、オレンジ、トマトに、ブタクサに反応している場合にはメロン、ズッキーニ、きゅうりなどで食物アレルギーを来す場合があります。これを**連鎖型果物アレルギー**といいます。

しかし、ハンノキやカモガヤ、ブタクサが陽性であるからと、必ずしもこの連鎖型果物アレルギーが起こるとは限らないので、果物を食べると蕁麻疹《じんましん》などの症状が出る場合には、検査を行う必要があると考えられます。

最近では、さまざまなナッツ食のみならず、油脂についての効果効能を謳《うた》う宣伝が増えました。その中でもココナッツオイルは、認知症予防などに効果があるとして一躍《いちやく》有名になり、多くのお店でココナッツオイルが販売されています。私も五年ほど前にココナッツオイルを紹介され、しばらく使用しました。ココナッツオイルで調理した料理は非常に美味で、頻回に使用したのですが、白く結晶したオイルの瓶《びん》三分の二を使用した時点で中止しました。胃もたれや軟便などの消化器症状が出現したためです。

このように良質な油脂でも、人により副反応やアレルギー反応を起こす場合があります。特に、ホオバオイルやピーナッツオイルをスキンケアに用いる時には注意が必要です。皮膚からのアレルゲンを獲得する場合が考えられるからです。また、食用として用いる場合でも、アレルギー反応を起こすことが報告されているため、アトピーや食物アレルギーのある方が、新しいオイルを使用する時には注意が肝要と考えています。

また、「理想の食事編」の「3　代謝に不可欠な脂質」の項でも触れますが、最近、パンや菓子類に汎用《はんよう》されているトランス脂肪酸やリノール酸が、虚血性心疾患やアレルギーを起こしやすくなるという研究結果が報告さ

「トランス脂肪酸」を含む食品

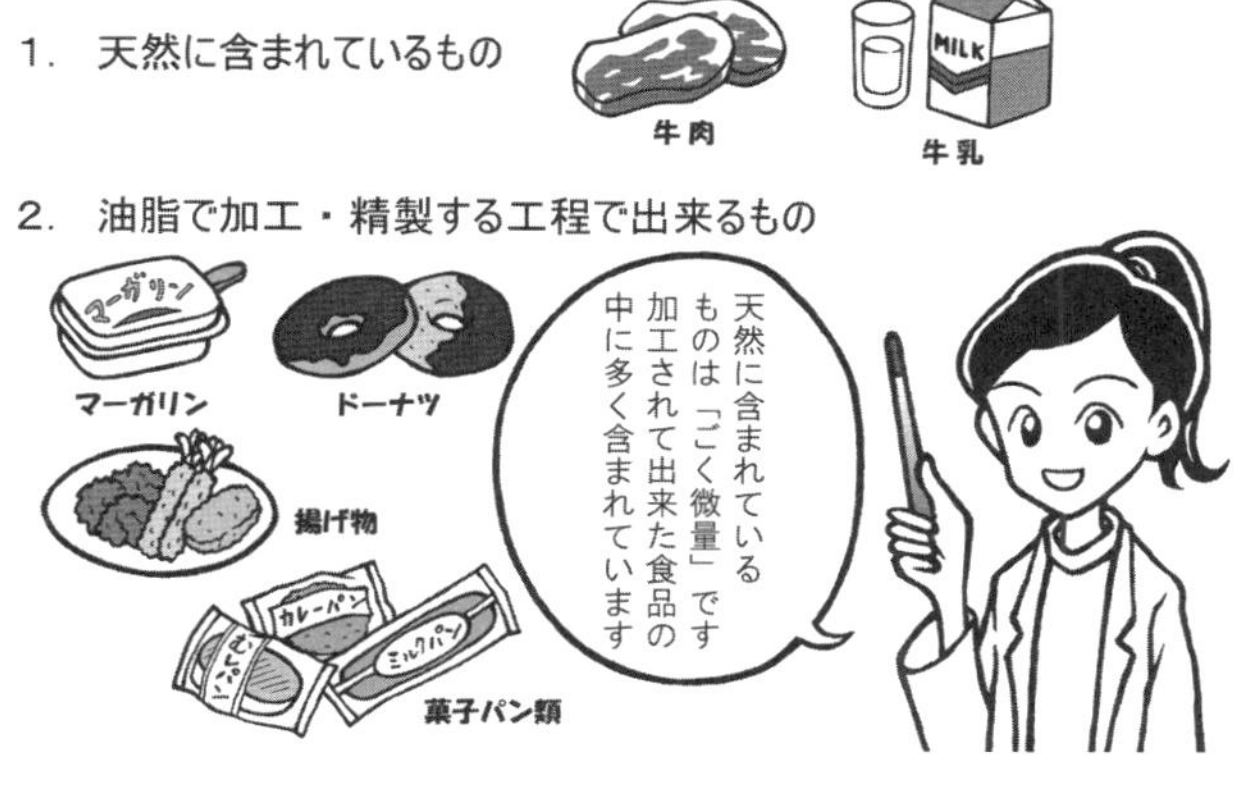
1. 天然に含まれているもの
牛肉
MILK
牛乳
2. 油脂で加工・精製する工程で出来るもの
マーガリン
マーガリン
ドーナツ
揚げ物
カレーパン
ミルクパン
菓子パン類
天然に含まれているものは「ごく微量」です
加工されて出来た食品の中に多く含まれています

れています。特に、トランス脂肪酸が原料となり製造される人工油、マーガリンやショートニングを用いたパン、ケーキ、ドーナッツ、クッキー、スナック菓子、生クリームなどが市中に氾濫《はんらん》しています。アレルギーを予防、あるいは憎悪《ぞうあく》を阻止《そし》するためにも、子供さんにはマーガリンやショートニングを含む食品や菓子類を、摂らせないように注意しなければなりません。

12　アトピー性皮膚炎などの体のかぶれを軽減するための対策

アトピー性皮膚炎ならずとも、夏期などで発汗しやすい時期には、下着が密着したり、パンティのゴム部分などで圧迫されている所が発赤《ほっせき》し、痒《かゆ》みを生じたり、ひどい時には掻《そう》痒《よう》のために引《ひ》っ掻《か》いて、ただれを呈することがあります。

痒みは本当に我慢のできない感覚で、大人さえ掻かずにはいられないのに、小さな子供が痒がって、掻こうとしても掻けないように、日常的に手にミトンをはめさせられているのを見ると本当に可哀想に思います。

非常に多くの方がこのような悩みを抱えておられると思います。完全に痒みが治まらないかもしれませんが、いくらか軽減が期待できる方法を今から述べます。

電子レンジ加熱を始めた理由

事の起こりは私の伴侶が主として夏期に、体幹のみに掻痒を伴う発赤と糜爛《びらん》を呈することから始まりました。それは年を重ねるごとにひどくなり、痒みのためにステロイド塗布剤が手放せなくなりました。特に腹部や背部の糜爛はひどく、当初は汗疹《あせも》と軽く考えていたのですが、夏期のみならず冬期にも軽い発疹《ほっしん》や糜爛を生じることから、これは変だと考えるようになりました。

それでどうも洗濯機が怪しいということになり、洗濯槽のカビ退治を頻回に行うのですが、実施して一週間ほどは痒みもましなのですが、再び同じような症状に戻ります。洗濯槽のカビや細菌が掻痒の原因ならば、下着の殺菌をどのようにすればよいのかと考えた結果、白血病患者さんに対するクリーンルームでの電子レンジの対応を思い出し、家庭用電子レンジが応用できないか試してみることにしました。

最初は洗濯後の下着を小さくたたみ、恐る恐る加熱するのですが、パンツ一枚やシャツ一枚ではなかなかうまく加熱できず、ちゃんと殺菌されたかどうかもわかりません。

そこで考えたのは、おしぼりを加熱する時に硬くロール状に巻くことを思い出し、衣類をまとめてロール状にすれば加熱しやすいのではないかと試してみた所、これがうまくいきました。そして電子レンジで加熱処理した衣類を直接、洗濯乾燥機に入れて乾かし、主人に着せるようにすると、痒みがぴたりと治《おさ》まり、発赤も糜爛も治ってしまったのです。

これに味を占めて、試行錯誤《しこうさくご》を繰り返しました。その間、私のお気に入りのTシャツを二枚、焦《こ》がして穴をあけてしまった失敗もあります。また、当初は木綿の衣類のみを加熱していたのですが、そのうちに綿と化学繊維の混紡や、化学繊維のみ（キュプラのみは試していません）の衣類や下着も、洗濯仕立ての濡《ぬ》れた状態ならば、加熱できることに気が付きました。また、ワイヤーが入っているブラジャーや、ボタンがあるパジャマも、ロールの作り方を工夫すると、加熱が可能であることもわかりました。

加熱のためのロール作りは少しコツが入ります。その方法はこの項の最後にイラスト入りでお伝えします。

使用するのは家庭用電子レンジですが、私の家では少し大きめの電子レンジを購入しています。九五〇ワットのパナソニック製ですが、電子レンジが大きくなるとターンテーブルも少し大きくなり、バスタオルなども丸めて加熱できます。また、乾燥機は乾燥専用の機械が一台あると、とても便利で手間が省け、かつ清潔に仕上がります。乾燥のための電気代もさほどかからないようです。

注意することは、衣類をロール状にして加熱した時、衣類の端が電子レンジの壁面に当たってターンテーブルが回らなくなることがあることです。そのままにすると、必ず衣類が焦げるので、電子レンジ使用中は少し離れた場所で、加熱が終了するまで、衣類が電子レンジの壁に引っかからず、ターンテーブルが順調に回転するのをしっかり監視する必要があります。ターンテーブルが回らず一定の場所で衣類が止まっていると、加熱された部分が焦げたりします。私は経験がありませんが、発火の原因にもなり得るので、加熱中は必ずその場を離れないで監視をして下さい。また、衣類のロールの大きさは大きくするほど、加熱時間が長くなります。

電子レンジ加熱時間

実際の所、この加熱による殺菌にはどの程度の加熱時間が必要なのかわからずに、人体実験をするような調子で、長い間試行錯誤を繰り返しました。その結果、およそ三～四分程度の加熱で良い結果が得られると考えましたが、この加熱によってどのような菌や芽胞が壊されるのかがわからず、調べてみた結果、意外にも多くの文献があり驚きました。

なんとすでに一九六七年に、電磁波（マイクロウェーブ）加熱により大腸菌ならびに枯《かれ》草菌《くさきん》の殺菌効果のあることが海外で報告されていたのです。それ以降、日本でも同様の加熱によるさまざまな殺菌効果の報告がなされ、現時点では、細菌類のほとんどは一分間の照射で死滅し、カビの一種カンジダは三分間の照射で、芽胞を有する細菌は五分程度で死滅すると考えられています。

すなわち、家庭での電子レンジ照射は三分以上～五分未満で、ほぼ大部分の微生物を殺菌できると考えられます。これは私が試行錯誤をして得た加熱時間と、ほぼ誤差のない範囲でした。

加熱後の洗濯物処理の注意点

現在、わが家ではシャツ、パンツ、タイツ、ブラジャー、パジャマ、靴下、ハンカチ、バスタオル、タオル類、ぞうきん、シーツなどを毎日加熱し殺菌しています。そして加熱後は、下着類の外干しをせず、加熱後直ちに乾燥機で乾燥しています。もし乾燥機がない場合は、風呂場などでの内干《うちぼ》しが必要です。

その理由は、戸外にはアレルゲンとなる花粉やＰＭ２・５、黄砂などが飛散しており、せっかく衣類を殺菌してもアレルゲンが付着すると、アトピーや過敏肌《かびんはだ》の刺激となり掻痒《そうよう》の原因となるからです。この外干し禁止については、宮武内科に来院される花粉症やアト

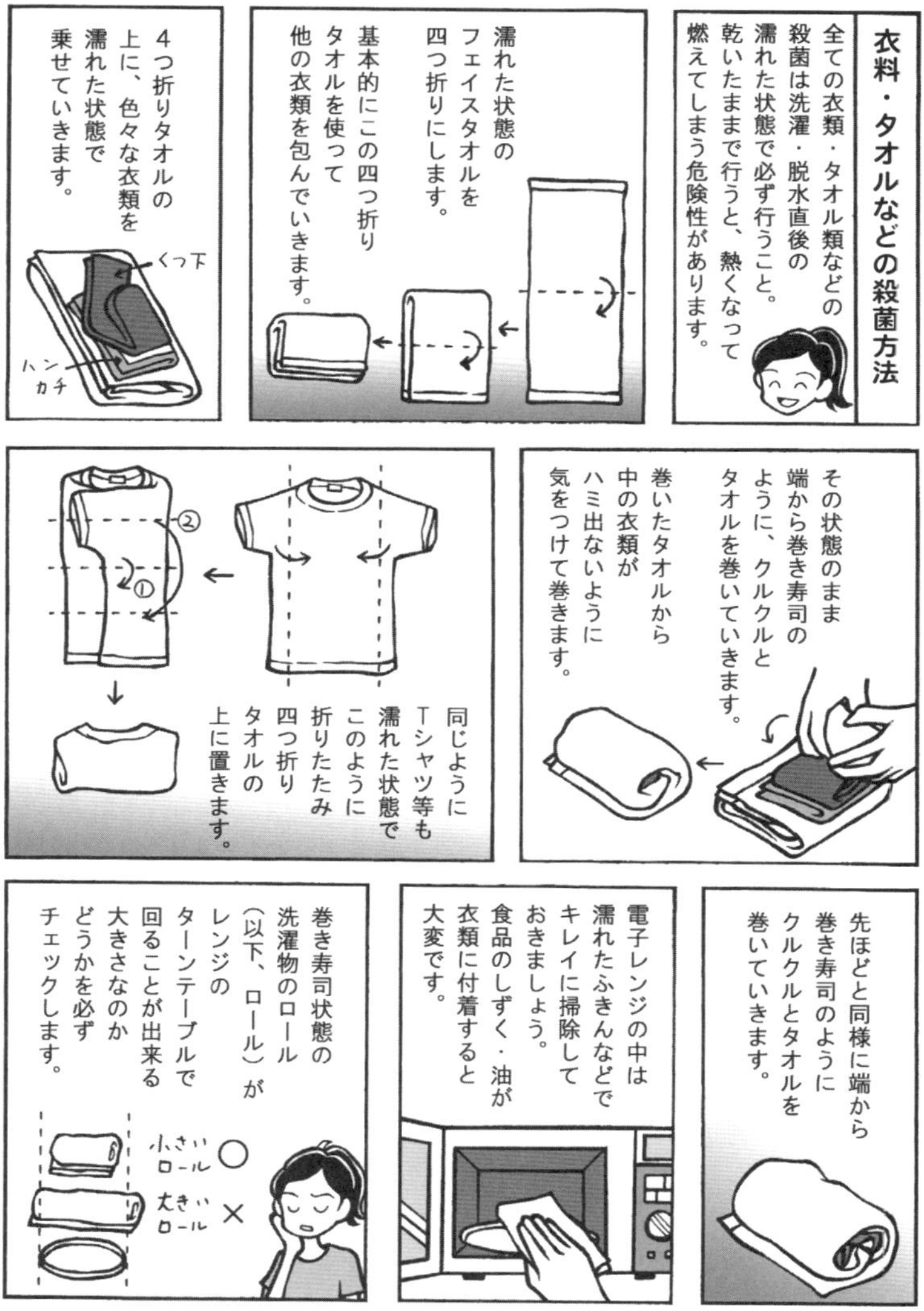
衣料・タオルなどの殺菌方法
全ての衣類・タオル類などの殺菌は洗濯・脱水直後の濡れた状態で必ず行うこと。

乾いたままで行うと、熱くなって燃えてしまう危険性があります。

濡れた状態のフェイスタオルを四つ折りにします。

基本的にこの四つ折りタオルを使って他の衣類を包んでいきます。

4つ折りタオルの上に、色々な衣類を濡れた状態で乗せていきます。

くつ下
ハンカチ
その状態のまま端から巻き寿司のように、クルクルとタオルを巻いていきます。

巻いたタオルから中の衣類がハミ出ないように気をつけて巻きます。

同じようにTシャツ等も濡れた状態でこのように折りたたみ四つ折りタオルの上に置きます。
①
②
先ほどと同様に端から巻き寿司のようにクルクルとタオルを巻いていきます。

電子レンジの中は濡れたふきんなどでキレイに掃除しておきましょう。

食品のしずく・油が衣類に付着すると大変です。

巻き寿司状態の洗濯物のロール（以下、ロール）がレンジのターンテーブルで回ることが出来る大きさなのかどうかを必ずチェックします。

小さいロール ○

大きいロール ×

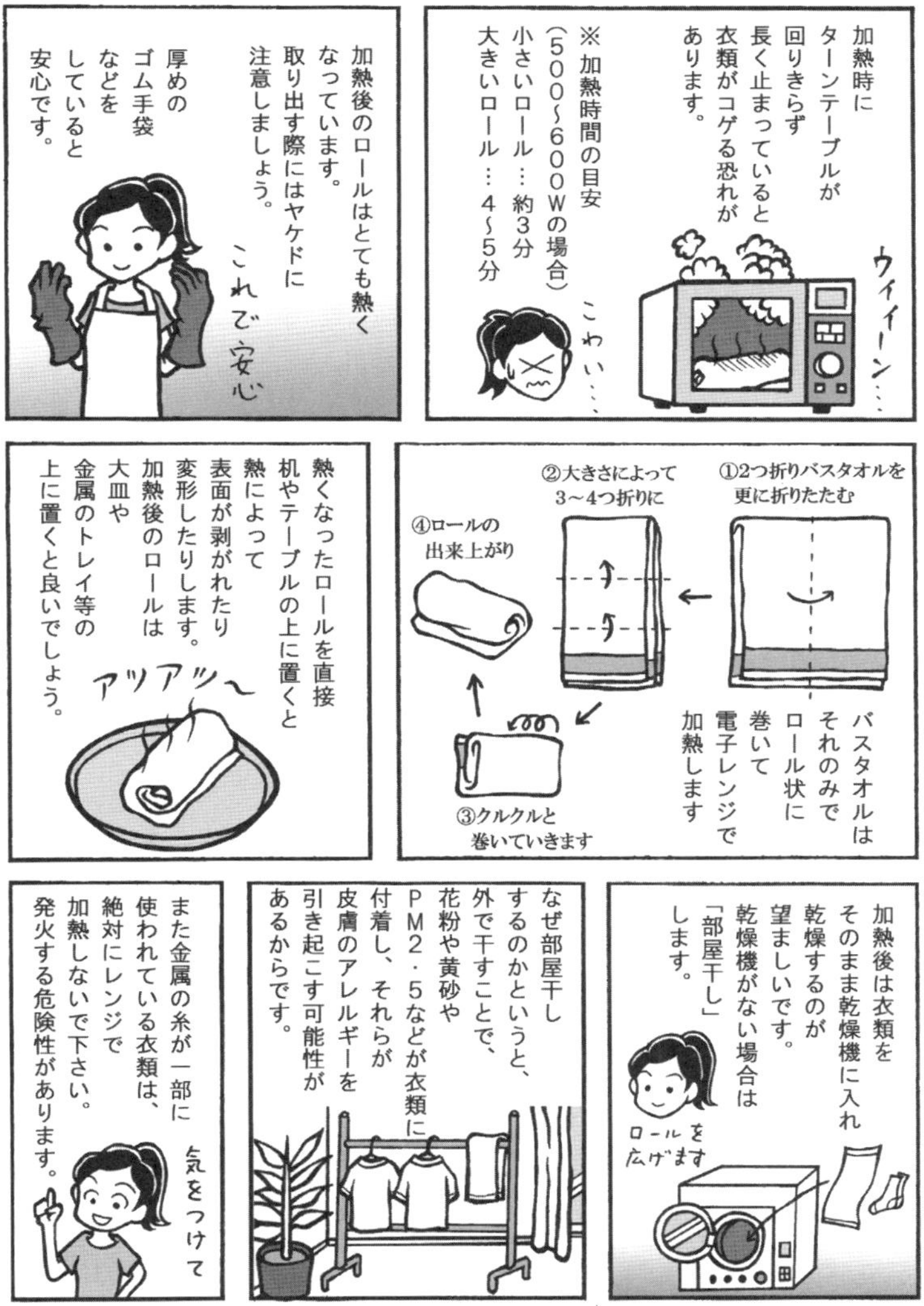
加熱時に
ターンテーブルが
回りきらず
長く止まっていると
衣類がコゲる恐れが
あります。
※加熱時間の目安
（500〜600Wの場合）
小さいロール…約3分
大きいロール…4〜5分
ウィイーン…
こわい…
加熱後のロールはとても熱く
なっています。
取り出す際にはヤケドに
注意しましょう。
厚めの
ゴム手袋
などを
していると
安心です。
これで安心
バスタオルは
それのみで
ロール状に
巻いて
電子レンジで
加熱します
①2つ折りバスタオルを
更に折りたたむ
②大きさによって
3〜4つ折りに
③クルクルと
巻いていきます
④ロールの
出来上がり
熱くなったロールを直接
机やテーブルの上に置くと
熱によって
表面が剥がれたり
変形したりします。
加熱後のロールは
大皿や
金属のトレイ等の
上に置くと良いでしょう。
アツアツ〜
加熱後は衣類を
そのまま乾燥機に入れ
乾燥するのが
望ましいです。
乾燥機がない場合は
「部屋干し」
します。
ロールを
広げます
なぜ部屋干し
するのかというと、
外で干すことで、
花粉や黄砂や
PM2・5などが衣類に
付着し、それらが
皮膚のアレルギーを
引き起こす可能性が
あるからです。
また金属の糸が一部に
使われている衣類は、
絶対にレンジで
加熱しないで下さい。
発火する危険性が
あります。
気をつけて

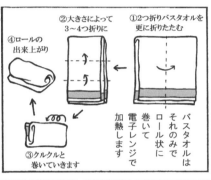

ピー性皮膚炎の方に指導しています。

加熱が終了した衣類はとても熱いので、特に熱さに弱い方はゴム手袋をして取り出し、熱に強い陶板プレートの上や大きなお皿の上に置きます。直接テーブルの上に置くと、素材によっては塗装が禿《は》げたり白くなるので気を付けて下さい。また、火傷をしないように注意が肝要です。三分以上レンジ加熱を行うと、衣類の温度は沸点近くまで上昇していきます。必ずゴム手袋を填めて処理をするようにして下さい。特に中学生以下の子供さんには絶対に手を触れさせないように注意をして下さい。

加熱が終了すれば一～二分プレートの上に置いて少し冷《さ》まし、乾燥機の中で衣類をほぐして、乾燥を始めます。あるいは風呂場に持って行き、ハンガーなどに衣類を吊《つる》して乾かします。

ここで注意が必要なのは、風呂場などの乾燥させる場に、黒カビなどのカビが生えていないかということです。せっかく衣類を殺菌しても、そこでカビ胞子が付着すると効果が半減する可能性があります。特にカビに対してアレルギーのある方は、効果そのものがなくなる可能性もあります。

部屋干しの場合も、外気を入れて風通しを良くすると、花粉やＰＭ２・５が付着してしまいます。このため、風呂場は天井も含めてまめによく洗い、カビを発生させないこと、もし発生しているなら熱湯をかけるなどのカビ対策を行うこと、部屋干しの前には空気清浄機で花粉を取り除いておくことなどが必要です。ただし、部屋干しの合間《あいま》に強力に空気清浄機を用いると、通気口から外気が入ってくることがあるので気を付けて下さい。

13 眠りへの誘い――その一：眠りを誘う食べ物と対処法

人はその人生の三分の一の時間をベッドで過ごすとされています。人間の脳は覚醒《かくせい》している間に各臓器や器官への指令、ならびに制御などの膨大な仕事を処理するため、脳を休息させ、体温を低下させて、脳の加熱を防ぐために人は眠るとされています。

また、睡眠は成長や皮膚の入れ替わりなどの同化作用を行う成長ホルモンや、乳汁分泌を行うプロラクチン、黄体形成ホルモンなどの分泌を促します。特に成長ホルモンは眠っている間に疲労を回復させ、子供を成長させます。そして昼の間に活発に働いていた交感神経は、眠ることにより副交感神経と交代し、次の活動のために脳や神経を休ませます。これ以外にも脳は、眠っている間に覚醒時に得た情報を記憶として定着させると考えられています。

一般的な人の睡眠時間は七時間前後が最も多いとされていますが、最近の研究では一〇時間弱の睡眠をとった時に、最も活発に活動できるという報告もあります。事実、一八七九年に白熱灯が発明されるまで、多くの人は一〇時間弱の睡眠時間を取っていたとされています。暗い夜を明るくする照明は、人の睡眠パターンを変化させ、深夜まで明るいネオンやテレビの深夜放送は、多くの若者の睡眠リズムを壊しました。そしてさまざまに専門化され細分化された仕事に従事する現代人は、夜遅くまで多くのストレスに晒《さら》され、寝床の中でいろいろなことを思いめぐらし、眠れない夜を過ごす羽目《はめ》に陥《おちい》っています。

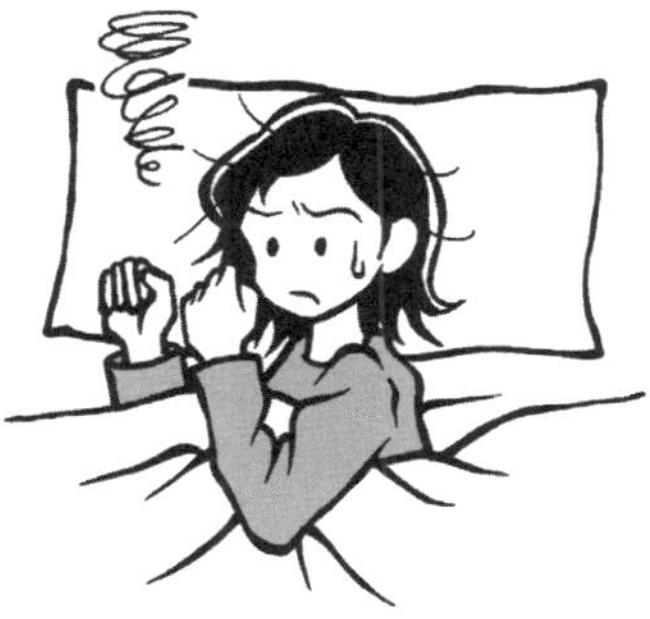

爽《さわ》やかな眠りは本当に気持ちの良いものです。睡眠が十分に取れた後の目覚めは、何にも代えがたい爽快感《そうかいかん》があります。しかしながら年齢を重ねるにつけ、熟睡《じゅくすい》感が得られにくくなり、ベッドで転々としたり、睡眠薬の助けを借りなければ眠れないような状態に陥ったり、ひどい時にはその睡眠薬すら効果のないことが起こったりします。どうしてこのようなことが起こるのでしょうか。

私たちは呼吸することにより酸素を体内に取り入れ、炭酸ガスを排出します。この働きは無意識に呼吸として行われているのですが、睡眠中はこの呼吸が上手くできなくなることがあります。睡眠時無呼吸と呼ばれるこの症状は、高齢者のみならず標準体重をはるかに超えた若年者や中年の男女に起こりますが、この無呼吸の回数が多くなると熟睡感が減り、昼間に眠気がさしたり、仕事がはかどらなくなったりします。

また、年を取ると睡眠中に足などが軽く痙攣《けいれん》（ミオクローヌス）し、この刺激で夜中に目を覚ましてしまうということが起こります。

人は長時間眠らないでいると自然に眠気がしてきますが、これは目覚めている間に睡眠物質という人を眠らせる物質が体内に蓄積されてくるからです。この睡眠物質は眠ることにより分解されてなくなるため、たとえ一時間でも睡眠を取ると眠気が治まるのはそのためです。年を取ると加齢により脳が萎縮《いしゅく》し、この眠りを生み出す能力が低下するために、眠りが浅くなったり、夜間や早朝に目覚めてしまうと考えられています。

不眠の種類

不眠の現象による分類としては、大きく①導入障害、②中途覚醒《ちゅうとかくせい》、③早朝覚醒の三つに分類されています。①はなかなか寝付けず、眠りに入るまでに時間がかかってしまうもの、②は眠っている途中で目が覚めてしまうもの、③はどんなに遅く眠りについても決まった時間（早朝）に目が覚めてしまうものを指します。これらの睡眠障害は単独で、あるいは①と②が重なるような複合型で起こることがあります。また、睡眠の持続時間による分類としては、受験や旅行などで環境が変化することにより起こる一過性不眠、ストレスなどで一～三週間ほどの間で不眠が起こる短期不眠、一カ月以上にわたり不眠が継続する長期不眠などがあり、長期不眠は専門家への受診が必要です。

睡眠時間を制限すると、日中の脂肪細胞により作り出される食欲抑制ホルモンであるレプチン濃度の低下、ならびに胃で産生される食欲増進ホルモンのグレリンの上昇を認め、食欲亢進《こうしん》ひいては肥満を引き起こします。

さらに、睡眠障害は生体リズムの変化を来し、交感神経の活性亢進により血糖を降下させるインスリンに拮抗《きっこう》するホルモンの分泌過剰を引き起こし、血糖値を上昇させます。

これにより、糖尿病が発症しやすくなるのですが、２型糖尿病患者では、導入障害や中途覚醒などの何らかの睡眠の質的低下を有する率が高いことが示されています。

体内温度が下降すると眠くなる現象はよく知られており、睡眠中には体内温度が下がり、体表面温度が上がってきます。小さな子供の手が温かくなったと思うと、眠っていたりすることがよく見受けられますが、眠りを得るためには睡眠前に体内温度を下げる必要があります。しかし、体を全体的に冷やせばよいというものではなく、体内温度のみを下げる工夫が必要です。そのためには体を部分的に効率的に冷やすことが重要です。体力のある方に対する方法としては二三 × 七センチの大きさのアイスノンを三つ用い、各々を小さなタオルに巻きます、それを左右の鼠径部《そけいぶ》のリンパ節の部分と、左肋骨弓下《ろっこつきゅうか》から側腹部にかけての脾臓《ひぞう》部分に約五～一〇分間当てます。この方法は手足を冷やさないことが大切で、特に冬季には睡眠直前の足浴や、適温の湯たんぽやハンドウォーマーの使用など、手足を十分に暖めてから冷やす工夫が必要です。夏期などには冷水をコップ一杯寝床に入る前に飲用する方法もあります。また別の方法としては、眠る二時間前に洗髪し、髪の毛をドライヤーで半乾きした状態から自然乾燥する方法があります。この方法は髪の毛が乾く間に頭部の熱を奪い、頭皮を冷やすことにより体内温度を下げるものです。ただし、この方法は寒い時には部屋をよく暖めておかないと風邪を引く原因にもなりますので十分に気を付けて下さい。

のぼせ感がなく、常に足が冷たい体力のない方に対しては、足を充分に温めることが重要です。眠前に足浴などで足を温めた後、夏期でもゆったりとしたストッキングなどを履き、寝床に熱くない湯たんぽを用意し、足のみを温め続けるようにして休みます。足の冷えは不眠の原因となりますので、温めて気を下げる工夫が必要です。

不眠に効果がある食べ物

昔から不眠に悩んだ人々は、睡眠を得ることができる食べ物を、経験的に生活の中で用いてきました。それら眠りを導く食べ物は、医学的に根拠のあることが解明されているものもあるので、そのうちのいくつかを紹介します。

まず体力のない方にはタマネギ、紫蘇葉《しそは》、ネギ、レタス、クコ、くるみ、アキノノゲシ、蓮根《れんこん》、ゆり根、タンポポの根などを勧めます。体力のある方にはサニーレタス、チシャ、セロリやキャベツなどの生常食があります。

タマネギは半分に切ったものを枕元に置くだけで、硫化アリルの鎮静作用で眠りにつくことができるといわれるほど鎮静効果の高い野菜ですが、効率的な調理法としてはオニオンスライス（タマネギを薄くスライスし、流水に晒《さら》す。削り花鰹《はながつお》とシソオイ

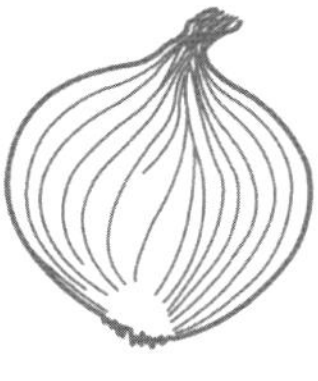

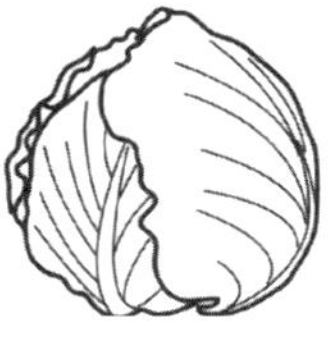

ル、だし醤油を加えさっと和える。しその葉を細かく刻み加えてもよい)、オニオンスープ(スライスしたタマネギを少量のバターできつね色になるまで炒め、シジミ汁を加え自然塩で味付けする)、酢タマネギ(人肌に暖めた酢大さじ一〇杯に蜂蜜大さじ三杯を加え溶かす。タマネギ一個はスライスして少し流水に晒し、水分を切ったものに塩少々を振りかけ酢の中に漬ける)などがあります。

また、紫蘇葉は魚の毒消しとしても有名ですが、重金属などの有害物質を排泄する作用もあります。紫蘇は細かく刻んでサラダに入れたり、紫蘇飯(葉と実を塩漬けにしておく。細かく刻みご飯に加える。あるいは紫蘇葉でごはんを巻く)、紫蘇酒(紫蘇を水洗いし、三〜四時間軽く乾燥させる。紫蘇一〇〇枚に対してホワイトリカー一・八リットルを加える。甘味は飲む時に加える)のように保存できるものもあります。

不眠症には生ネギに生味噌を付けて食べたりしますが、ネギ味噌(ネギを細かく刻み、味噌を小さじ二杯ほど加える。熱湯を注ぎ熱いうちに飲む。風邪にもよい)や、ネギの蒸し焼き(白ネギの茎の太いもの五センチの長さに切り、少量のバターと少量の酒を加え、蓋《ふた》をして弱火で蒸し焼きにする。塩もしくはだし醤油、レモンをかける)が美味しく食べられます。

レタスやチシャの類にはラクッシンやラクットピコリンと呼ばれる睡眠物質が含まれており、食べる睡眠薬として有名です。調理法として生のレタスサラダ以外にレタスの炒め物（手で葉を千切る。油に刻み生姜、おろしニンニクを入れて炒める。みりん、だし醤油で味付けする。一株が一人分）があります。生食ではなく、火を通したこれらの品目は、体力のない方でも食べることができます。

非常に体力が衰え、栄養補給が十分でない時などに起こる不眠には、基礎体力を付ける食べ物が睡眠を改善します。

クコの実は強壮剤としても有名ですが、クコ茶（葉を乾燥させて弱火で軽く焙《ほう》じる。根も使用する。茶葉として飲用する）や、クコ酒（生のクコの実五〇〇グラムに対してリカー一・八リットルを加え三週間以上ねかせる）、クコ飯（クコの葉を刻み、さっと炒めて塩味を付け、ご飯に混ぜる）としても調理できます。

くるみなどのナッツ類は、睡眠をコントロールするメラトニンを体内で生産する原料となるトリプトファンを多く含んでいます。くるみだれ（くるみを水に半日浸し皮を取る。少量の水を加えミキサーで攪拌《かくはん》する。くるみがゆ、和え物に使用する）や、くるみ餅（搗《つ》きあがった餅に細かくしたくるみと黒砂糖もしくは自然塩を加える）は、気持ちがほっとするとても美味しい食べ物です。

野に生えるタンポポは健胃作用で有名ですが、春にはタンポポのお浸し（葉と茎をさっと茹《ゆ》で、ごま和えにする）や、普段からのタンポポコーヒー（タンポポの根、葉、茎を乾燥し、から煎りする。これをミキサーにかけ粉状にする。小さじ一杯程度を熱湯一〇〇ミリリットルに混ぜて飲む。好みで蜂蜜などを加える）などの飲用が元気の源となります。

またアキノノゲシも野草ですが葉と茎をお浸し、ごま和え、煮浸し、炒め物に用います。アキノノゲシは不眠や視力向上に用いられますが、この乾燥葉と茎一〇グラムにオオバコ一〇グラム、甘草二グラム、水四〇〇ミリリットルを加え、とろ火で半量とし温服します。

ゆり根の煎じ汁（ゆり根を水洗いし乾燥して保存する。ゆり根に水を加え、煎じて飲む。甘みを加えてもよい）は古くより体力を付けるために用いられてきました。また、ゆり根の煮物（ゆり根の土や籾殻《もみがら》をよく落とし洗う。だし汁にみりん、だし醤油にてそのままの形で煮る。黒砂糖か蜂蜜を加えてもよい）も体力のない方にお勧めです。

体力のない方向けのセロリの調理法としては、セロリの炒め物（セロリを七センチ程度の長さに切る。それを線維にそって縦に五ミリ程度の厚さに切る。紫蘇の葉は細かく刻む。少量の油におろしにんにく、おろし生姜を入れ、セロリを入れてさっと炒める。みりん、だし醤油で味付けし、最後に紫蘇の葉をからめる。セロリ一本一人前程度）があります。体力のある方にはキャベツの千切り（キャベツを千切りにして軽く自然塩を振り、二〇分ほど置きます。シソオイル、晒しタマネギのみじん切り、紫蘇の葉のみじん切りを加えポン酢で味を整える）があります。キャベツに含まれるビタミンUは加熱すると失われるので生食が効果的ですが、特に体力の落ちている方はキャベツスープなどにして温食します。

野菜以外の効果的な睡眠誘導食品目としては、欧州の修道院にて古くから尼僧の精神安定食品として用いられたホットミルクがあります。ミルクにはモルヒネ様ペプチドが含まれており、これが脳に働き鎮静効果が得られることがわかっています。またミルクに多く含まれるトリプトファンやビタミンB群、カルシウムなどは睡眠を誘導する栄養素です。しかしミルクは強い陰性食品なので、体力のない人が多飲するのはお勧めできません。病人などには通常のミルクより赤ちゃん用の粉ミルクがよく、必ず暖めて飲用するのがお勧めです。

14 眠りへの誘い――その二：眠りを誘う手技

この項では眠気を催《もよお》す、自然な眠りに入りやすい手技について述べます。

体がくたくたに疲れているのに、あるいはくたびれているはずなのに、なかなか目がさえて眠れない。そのような経験を誰もが一度はお持ちではないでしょうか。

近年、眠りについては科学的な研究がされるようになりましたが、まだ眠りのメカニズムについては不明な点が多く、現代医学では精神安定剤や睡眠誘導剤、また睡眠薬に頼るしか方法のないのが現状です。しかし東洋医学、特に鍼灸《しんきゅう》では体の気の流れを整えることにより、精神を安定させたり、患者さんが眠れるように治療してきました。

東洋医学における不眠

東洋医学における不眠の原因としては大きく三つに分類されます。そのうちの一つは肝《かん》気《き》に由来するものです。

東洋医学で示す肝気は単に肝臓という臓器を指すのみならず、消化吸収機能や自律神経の働きなどを総称したものです。この系列を肝経というのですが、何かストレスがあり、そのことにより肝の気の流れが悪くなり（肝鬱気滞《かんうつきたい》）、さらに、うっ滞が昂《こう》じて肝の気が流れなくなり、気の固まりとなって不眠傾向が起こり（肝気鬱結《かんきうつけつ》）、いらいらし、当たり散らしてのぼせが強く、目が充血し不眠が起こる（肝陽上亢《かんようじょうこう》）。これには更年期におけるのぼせなどが当てはまります。これがさらに高じて頭に血が上り、理性的な判断ができなくなるような状態（肝火上炎《かんかじょうえん》）になると、全く眠ることができなくなります。すなわち、気の流れが滞《とどこお》ることにより起こる不眠です。

もう一つは心《しん》に由来するものです。心は心臓という臓器のみならず精神的な働きを総称したものですが、その名の通り不安や悩みなどの精神素因が引き金となって起こる不眠がこれに当てはまります。心が基盤となって起こる不眠状態を心血虚《しんけつきょ》といいますが、これが起こる素地には脾《ひ》の失調（内蔵の不調）があり、これにさまざまな精神素因が加わって、健全な精神と内臓の働きのバランスが取れなくなる臓神失調《ぞうしんしっちょう》を生じ、さらに心と脾の働きのバランスが崩れる心脾両虚《しんぴりょうきょ》を起こし、これにより心血虚が起こるとされています。すなわち心臓がどきどきし、不眠が起こり、眠っても夢を多く見て不安感が強く、鬱《うつ》状態に陥りやすく、物忘れを生じ、また、めまいなどが起こります。

最後の一つは腎に由来する腎陰虚《じんいんきょ》という不眠状態です。腎は腎臓を含む泌尿器系のみならず、成長や精力あるいは生命力などを司《つかさど》ります。したがって、この生命力（腎精）が生まれつき低下している者や、長い病気などによる療養状態、さらに老化や老齢者、性行為の過多などで腎精が低下している状況に、ストレスなどの何らかの要因が加わると不眠が起こってきます。腎陰虚の症状は疲れたような顔、寝汗、不眠、遺精《いせい》、四肢や体幹がほてるように熱くなる（五心煩熱《ごしんはんねつ》）、口の渇き、多飲、めまい、耳鳴りなどです。

不眠が起こっている場合、自分の症状はこれら三つのうち、どれに属しているのかを判別することができると、より有効な手技を用いることができます。

経絡を用いる不眠の対処法

次に具体的な手技について述べます。まず、肝気が高まっている場合には太敦《たいとん》というツボを用います（図1参照）。太敦は

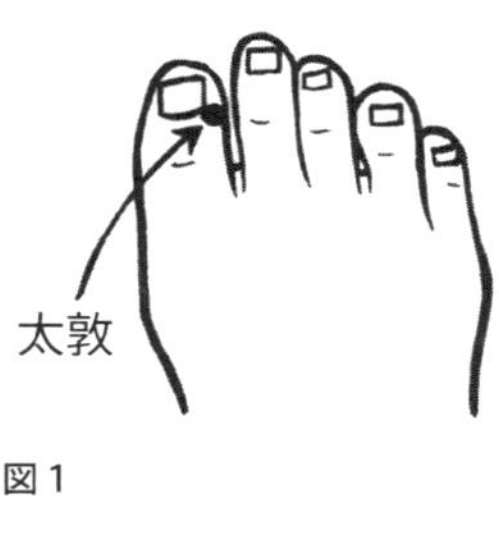

図1

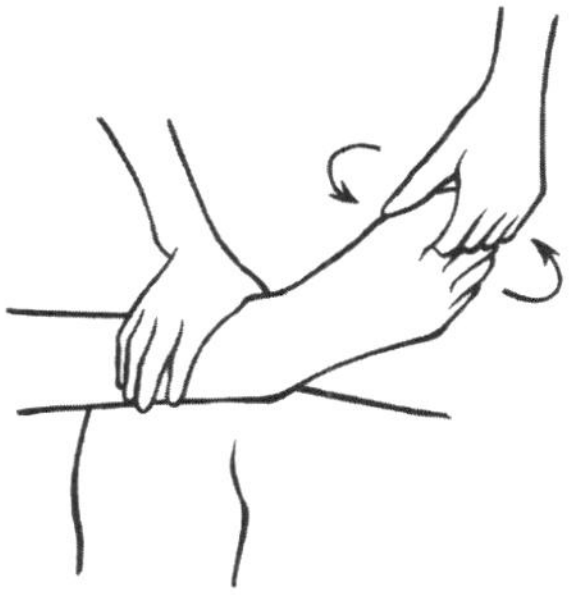

図2

足の親指の右側、爪の生え際の端から指の付け根の方に三～五ミリの方向にあり、不眠傾向の方はこの部分を押さえるだけで圧痛を感じることがあります。このツボをゆっくりもみほぐすように押さえてもよいのですが、一方の足をもう一方の膝に乗せ、乗せた足と同側の手で足首を固定し、もう一方の手の人差し指を太敦に当て、足指のちょうど反対側に手の親指を当てて強く固定し、太敦のツボを押さえながら、外側に向かって親指を一〇～一五回程度回転させます（図2参照）。このマッサージは入浴後に左右両足に行うのが効果的です。また肝気を鎮めるために印堂《いんどう》というツボを用います。印堂はみけんの中央にあり、密教で第三の目といわれる位置にあります。この印堂を指先で円を描くようにゆっくりと軽く一〇回ほどさすります（図3参照）。また、クレンジングクリームなどで洗顔するように、印堂を含めて額全体を五分程度軽くさすってほぐす方法もあります。この印

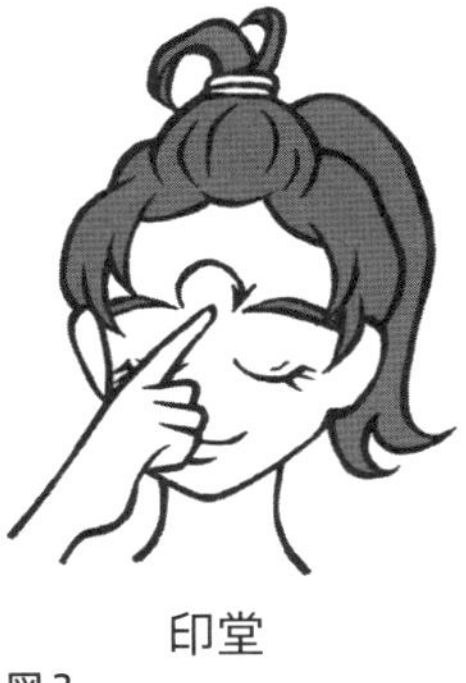

図3

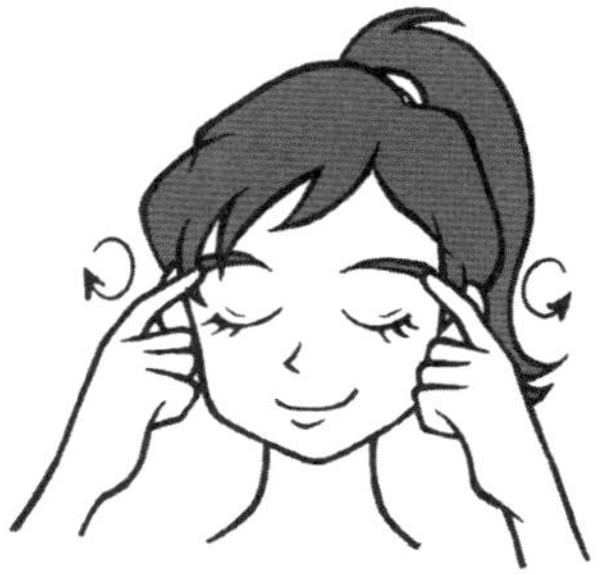

図4　こめかみ

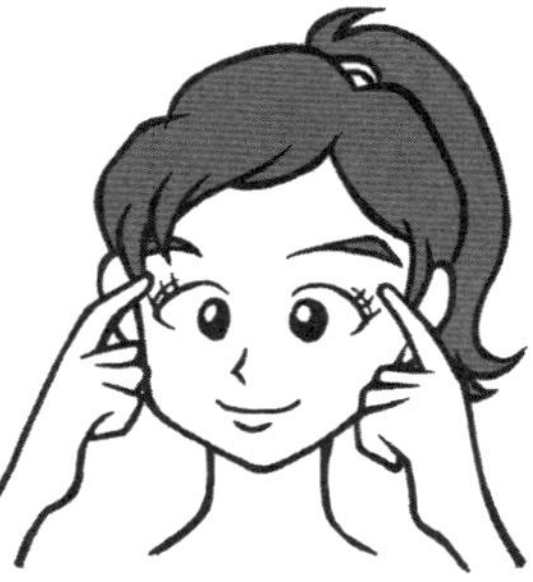

図5　太陽

堂のツボは決して強くごしごしとこすってはいけません。

これらのマッサージは眠る三〇分前に行うとよいでしょう。目安として額にしわができている方はこの肝経のマッサージ効果があると考えられています。

あれこれと思いめぐらしたり、物事をくよくよと悩んだり、悲しいことやつらいことなど、心に関与するストレスで眠れなくなる時には、こめかみや太陽《たいよう》というツボへの刺激が効果的です。この部位へのマッサージは、眠前に心身がリラックスできないために寝付けない時などに行います。こめかみのマッサージは側頭筋という筋肉をもみほぐすのですが、側頭筋は両側のこめかみに指を当て、口を大きく開いたり閉じたりすると動く筋肉として指先に触れます。その側頭筋を両手の中指や薬指で両側共に五分間程度、軽くもみほぐします（図４参照）。

また、太陽は眉の端と目じりを結んだ線上の中間から、こめかみ側に指をずらして少し窪《くぼ》んだ所にあります。不眠の方はここを押さえると圧痛を感じますが、この部分を両中指で強く押したり緩めたりを数回繰り返します（図5参照）。

同じく、心経のツボには首の後ろのスジ、そして労宮《ろうきゅう》というツボがあります。首の後ろのスジは両手中指で首の後方、頭髪両側の生え際から上に約五センチの所を指で押さえると、堅くてコリコリするスジに触れます。このスジをゆっくりと柔らかく五分程度もみほぐします（図6参照）。また労宮というツボは手相でいう知能線上、中指の中心の位置にあります。（図7参照）

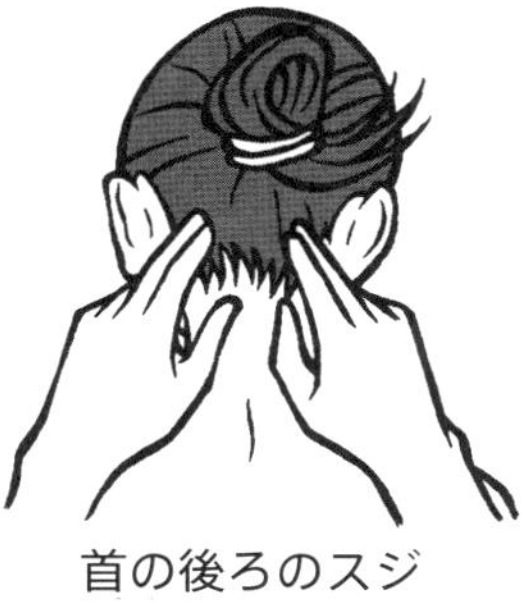

図6

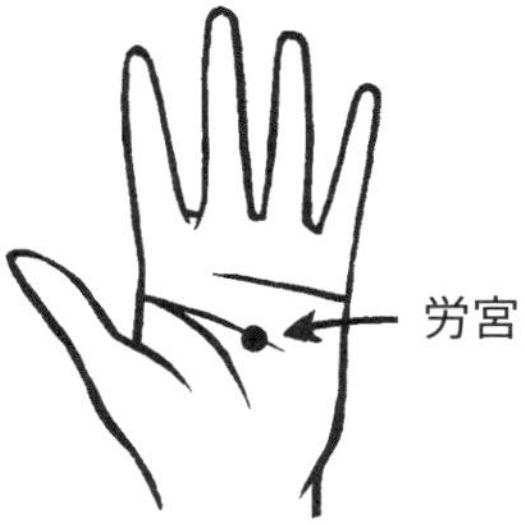

図7

　この労宮をもう一方の手の親指でもみ上げるように約二〜三分間刺激します。片一方の手が終われば反対側の手をもみます。このマッサージはなかなか寝付けない方が眠る直前に行うと、知らないうちに眠ってしまう効果的な方法です。

　年をとって急に体力の衰えを感じ始めた、あるいは体

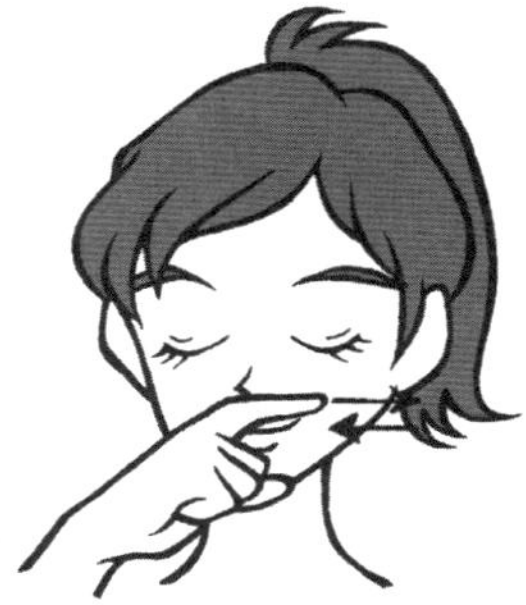

図8

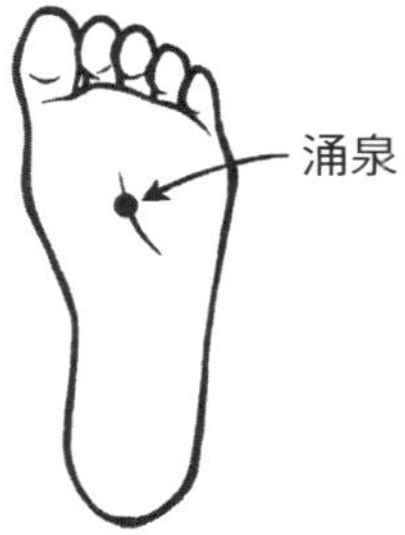

図9

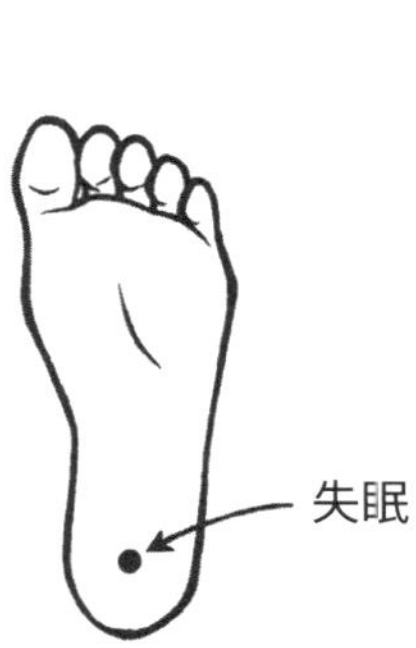

図10

が冷えて寝付きが悪い、朝早く目が覚めてしまう、夜間何度もトイレに行くために眠れないなどの訴えをお持ちの方は、腎経の刺激が有効です。腎経の刺激方法としては人中《じんちゅう》、湧泉《ゆうせん》などのツボを用います。まず、人中は鼻の下の窪みの中心にあります。

　このツボへの針は失神している患者さんを覚醒《かくせい》させるというほど強力なものですが、ここを人差し指で横に軽くこすります（図8参照）。人中への刺激は気が付いた時に何回も行っていると、ホルモンの分泌が徐々に盛んとなり、体調が整ってきます。ただし、良いからといって強くごしごしこすらないようにして下さい。この人中の刺激は不眠に対して即効性があるものではなく、腎の機能を整えるための方法として用います。また、湧泉は足裏の中心より上位方、指寄りにある腎経のツボです。このツボは日常的に刺激したり、温めたり、マッサージをかかとへの方向に向かって行っていると（図9参照）、腎の機能が整えられ、寝付きがよくなるツボです。

最後の失眠《しつみん》は老人の不眠症には特効のツボで、鍼灸師さんはここに小さなもぐさを置いてお灸をされます。この失眠のツボを中心に、その横線上をゆっくりと親指で十分程度もみほぐします（図10参照）。手や指がくたびれる時は、小さなすりこぎや、先の丸い棒などを用いて刺激を加えるのもひとつの方法です。同じく、このツボを温灸で温めたりすることも効果があります。これらの方法は眠る直前ではなく、少なくとも眠る一～二時間前に行うことが効果的です。ローラーなどが付いているマッサージ器を使用される時は、刺激の強さを弱にして部分的に五分程度、軽い刺激を行います。これ以上の長時間の強い足裏刺激を毎日続けて行っていると、老齢者の場合は赤血球が壊されたりすることがあるので注意が必要です。

数多くのツボ刺激のみならず睡眠導入の簡易的な方法として入浴があります。寝付きを良くするための入浴方法としては眠る直前ではなく、その三〇分程度前に入浴するのが効果的です。しかし、寒い冬は湯冷めをしないように暖かくして体を冷やさないようにして下さい。お湯の温度はぬるめにして熱すぎないことが肝要です。なぜなら、熱すぎるお湯は交感神経を刺激して軽い興奮状態を作ってしまうからです。

また、体力のない方や心臓疾患のある方の入浴方法としては半身浴が適しています。首までお湯につかるのではなく、心臓から下の部分のみをゆっくりと温めます。この時、肩はタオルなどで覆うようにします。

さらに、体力の衰えた時や、疲れた時、風邪の引き始めや治りかけの時などは全身浴ではなく足浴が有効です。足浴方法については「2　薬効ある食べ物」の項と「15　女性のための食養と手当」の項で説明しましたので参考にして下さい。

ツボなどの刺激はいろいろと試して頂いても大丈夫です。皆様がよい眠りを得られることを願っています。

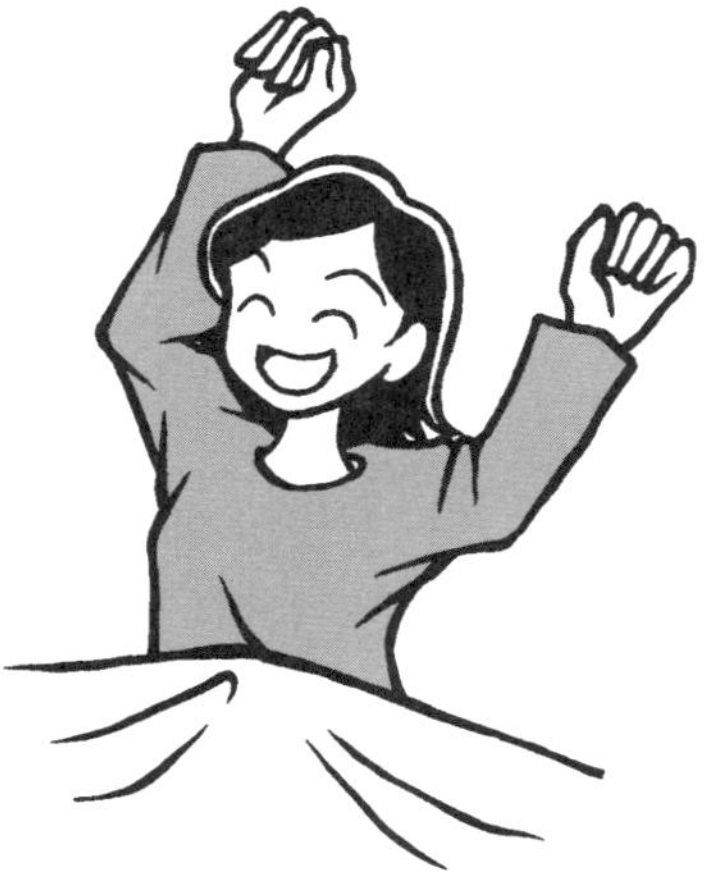

15 女性のための食養と手当

今回、女性の対処法を取り上げたのは、女性には冷え性という特有の症状が起こりやすいこと、妊娠・出産という女性だけの役割があること、また、閉経と共に更年期障害という体調の変化が起こることが多いからです。女性は年代と共に変化します。その変化に応じた対処法をこれからお伝えします。

冷え性は女性の代名詞？

かくいう私も若い頃は折り紙付きの冷え性でした。それなのに当時は、ツイッギーという今から考えると拒食症のような、やせっぽちなモデルの影響でミニスカートが日本中で大流行。少し前のめりになるとお尻が見えそうな超ミニのスカートを、冬の最中でも履《は》いていました。手足はいつも冷たく、その影響なのでしょうか、風邪をひくと長引いて、大学生の頃は一年に一度は肺炎を起こしていました。どうしてこんなに呼吸器が弱いのか、その頃はわからなかったのですが、体が冷え切って免疫力が低下していたのです。

結婚後、第一子の出産は四八時間の陣痛に苦しみ、子供は吸引分娩《ぶんべん》でやっと生まれ、出産時の力みのために上半身と顔面にひどい点状出血を起こしました。そして産後の出血が五〇日も続き、胎盤《たいばん》の残存があるということで、掻爬《そうは》の憂《う》き目にも遭《あ》いました。後になって、元々冷え性の私が冷えに対する対応を怠《おこた》ったため、子宮の血流循環や収縮力が低下していたためとわかりました。

冷え性は万病の元です。体が冷えると子宮や卵巣の発育が阻害され、月経困難症や月経過多、また不妊や不感症、難産などを起こすのみならず、あらゆる病気の原因となります。健やかな日常を送るために、また安産のためにも、女性は体を冷やしてはいけないのです。

流行は繰り返すといいますが、私の若い時代に最盛期を迎えた超ミニスカートが、再び流行っています。寒い時でもミニスカートに加えて、九センチの高さのハイヒールで闊歩《かっぽ》する若い女性を見るに付け、私の二の舞になるのではないかと先が案じられてなりません。

東洋医学では冷え症は一つの疾患と捉えています。下肢の冷えはのぼせ感のないものと、のぼせ感のあるものに分けられ、治療法が少し異なります。のぼせ感がなく、手足がいつも冷たく、特に酸っぱい食べ物を好む方は、常に温かい食事を摂取するように心がける必要があります。ジュース類や生野菜は禁止ではないのですが、体を冷やさないために控えます。

また、野菜や魚肉類の調理には、できるだけ茹でる、煮る、焼く、蒸すという調理法を選択します。飲み物はコーヒーや緑茶より温かいハーブティーや紅茶がよいのですが、最も適した飲み物は温かい白湯《さゆ》で、これを常飲するようにします。

ケーキやクッキー、クリーム類、チョコレート、菓子パン、清涼飲料水などの甘いものはすべて陰性食品であり、体を冷やし血液を酸性に傾けます。もちろんアイスクリームやかき氷などの冷たいものはさらに体を冷やします。

冷え性の方が体を温めるために生姜《しょうが》をよく使用されることがありますが、生姜には料理に用いられる生の生姜《しょうきょう》と天日に干した乾姜《かんきょう》があります。のぼせ感がない方には、乾姜を煎じてお茶代わりに飲めば体を温めることができますが、生の生姜の使用は胃腸症状の改善や毒素排泄には役立つものの、多量の連用はかえって体を冷やすことがありますので気を付けて下さい。

のぼせ感のある方で、冷たい飲み物や食べ物を好む方は野菜ジュースもサラダも大量でなければ大丈夫ですが、チョコレートや和・洋辛子、唐辛子などのスパイス類の取り過ぎは神経を高ぶらせるので気を付けましょう。

のぼせ感の有無にかかわらず、冷え性の方の日常の食事としては、精米した白米より五分搗《づ》きや三分搗《づ》きを柔らかめに炊いて、黒ごま大さじ二杯をよくすったものに粗塩を少々加えてごま塩とし、ご飯に振りかけてよく噛んで食べます。これはカルシウム補給と、糠《ぬか》に含まれるイノシトールを摂取するためです。

副食類は和食を中心とします。野菜や海藻類、こんにゃく類、きのこ類、魚介類や、味噌・納豆・湯葉・豆腐・高野豆腐・豆乳などの大豆製品をバランスよく摂るようにして下さい。特に閉経前後には、構造式が女性ホルモンに似る、大豆サポニンを含む大豆製品の摂取が勧められます。

また、血液循環を改善するため、タマネギ、ニラ、にんにく、梅、らっきょうなどを毎日の食事の中に取り入れます。タマネギやニラの味噌汁、らっきょうの酢漬け、梅干し番茶といった按配《あんばい》です。牛肉、豚肉、鶏肉などの肉類や卵、牛乳は摂りすぎないようにします。カルシウムの補給のために、かえりちりめんの酢漬けや骨せんべい、ごまなどを摂りますが、足らなければカルシウム剤の補給が必要となります。

吉田千恵先生直伝のかえりちりめんの酢漬けの作り方は、小袋のかえりちりめんが入る大きさのガラス瓶を用意します。瓶にちりめんを入れて食酢で満たします。二〜三日すれば食べられます。一日三〇〜四〇匹を目安にそのまま食べたり、きゅうりもみに入れたりします。

手当法としては足浴や腰湯を行います。今回の足浴法は若い女性や更年期の方に対する方法で、高血圧や心臓に病気のある方、老齢の方の入り方とは異なりますので注意して下さい。

冷えの手当

足浴には両足がゆったりと入るバケツを用意します。足指への感染防止のため、バケツは清潔な物を用意して下さい。バケツに体温より少し熱い目のお湯を六分目ほど入れます。また同じように水が入ったバケツと、差し湯のための熱いお湯を入れた大きめのやかんを用意します。お湯に両足を浸けて温めます。お湯が冷めたら差し湯をして、少しずつ湯の温度を高くします。初めは熱いお湯に足を浸けることができませんが、そのうち熱さに慣れて、熱いお湯に抵抗なく浸けられるようになります。温まったと感じたら、水の入ったバケツに一〇秒ほど足を浸けます。また熱いバケツに足を入れ、交互にこれを繰り返します。高齢の方や心疾患、脳血管疾患のある方の足浴は、この冷水とお湯の交互を行わず、お湯のみで行います。体が暖かくなり首周りがうっすらと汗ばむようになれば、最後に水のバケツに三秒間ほど浸けて皮膚をひきしめ終了します。足浴の時間は二〇分程度で、高齢者や病気の方は一五分で終了するようにします。風邪の場合はこのお湯に粗塩を大さじ二杯ほど入れるか、生姜の絞り汁を大さじ一杯程度入れて足浴するとよく暖まります。

足浴は眠る前に行い、終了後直ちに眠るようにします。足浴をすれば全身浴は行いません。それは困るという方は、足浴前にさっと全身のシャワー浴をしておいて下さい。ちなみに、米国ではこの足浴法とアスピリンで風邪を治します。

腰湯は大きなたらいを使うとよいのですが、今時は大きなたらいを置くスペースがないので、風呂場で行います。腰までお湯を張りますが、この高さではお湯の温度を上げにくいため、差し湯のために大きめのバケツに熱いお湯を用意します。差し湯の時に火傷をしないように十分注意して下さい。

腰湯の時はＴシャツや下着を付けたままで、ウエストの上まで衣類をたくし上げ、濡《ぬ》れ

腰湯

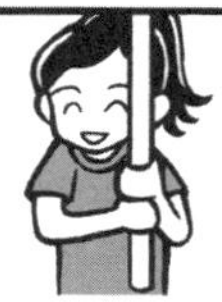

たらいを使う場合

Tシャツなどを着用し、腰までたくし上げます

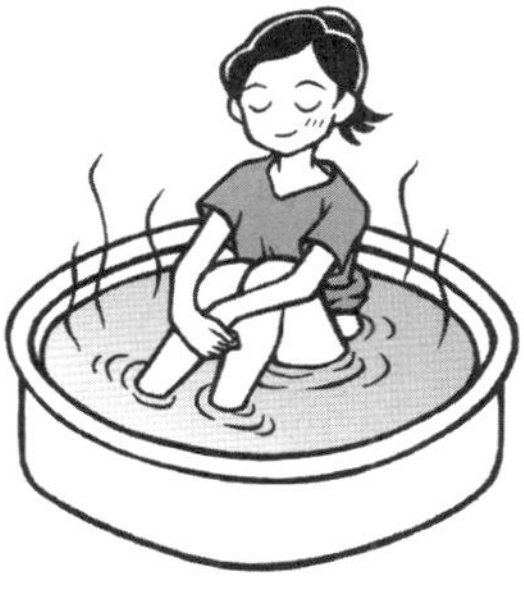

冷めてくるのでポットやヤカンで差し湯をします

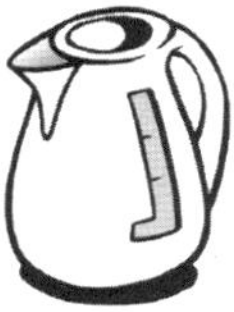

お風呂で行う場合

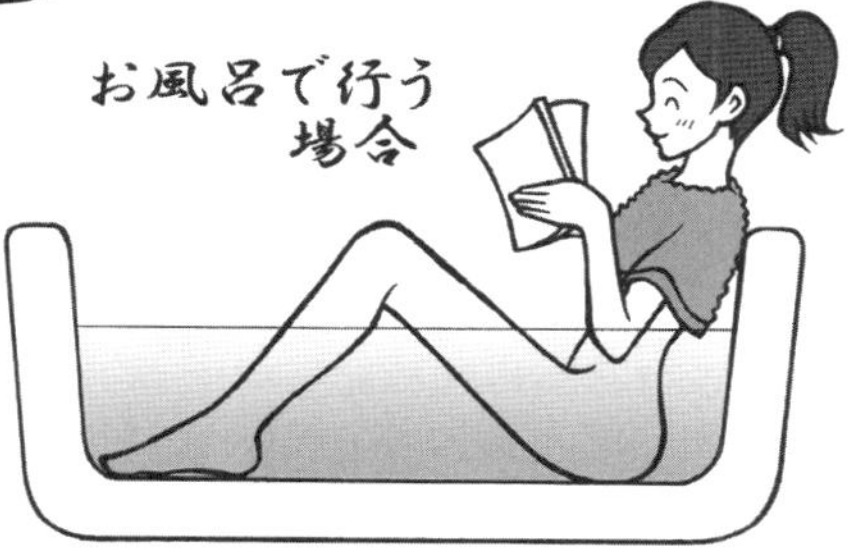

Tシャツや下着の他、タオルをかけるなどして、上半身も冷やさないようにします

いずれも大根の干葉を煮出したものを使うと更に温まります

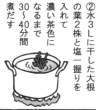

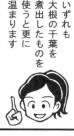

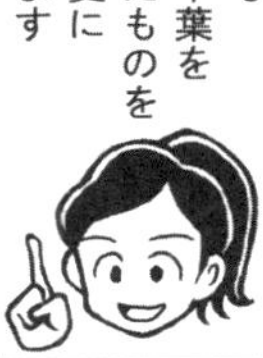

大根干葉湯の作り方

①大根の葉を茶色くカラカラになるまで陰干しする

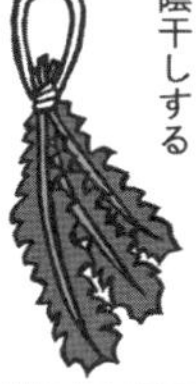

②水3Lに干した大根の葉2株と塩一握りを入れて濃い茶色になるまで30～40分間煮だす

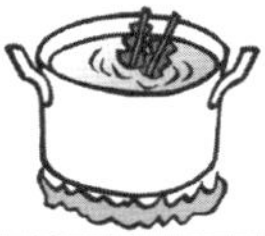

③この煮出した液をたらいや浴槽に入れて、水やお湯で温度調節します

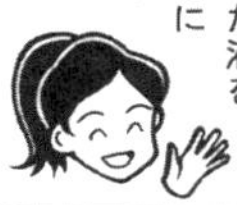

ないようにするか、濡れてもよい衣類を着用するようにします。お風呂には立て膝をして入り、お尻と腰の部分、足先だけをお湯に浸けます。冷めたら差し湯をして、できるだけ高い温度に保ちます。一〇分も入っていると汗が出てきますので、腰湯の後はさっと体を拭いて直ぐに休みます。冬は寒いので上半身を暖かくして腰湯をして下さい。風邪の時には足浴や腰湯のお湯の中に粗塩を軽く一握り入れたり、生姜の絞り汁を少し入れたりします。とてもよく温まりますのでお試し下さい。

用いられる漢薬

冷え性はつまるところ血液循環が悪いために起こる全身症状です。このため治療法は手足の末梢《まっしょう》部分まで血液循環を改善させることに尽きます。西洋医学的にはビタミンEが足らないと循環不全が起こりやすくなるため、ユベラなどの薬剤や循環改善剤などの内服を行いますが、この療法だけで冷え症の完治を期待することは難しいようです。

一方、東洋医学では冷え性を病気と捉え、さまざまな漢方処方や鍼灸治療が為《な》されています。**当帰芍薬散**《とうきしゃくやくさん》は若年者や更年期で、のぼせ感のない冷え性に用いられる代表的な薬方です。これ以外にも**加味逍遙散**《かみしょうようさん》、**当帰四逆加呉茱萸生姜湯**《とうきしぎゃくかごしゅゆしょうきょうとう》などが患者さんの証《しょう》（体質）に併《あわ》せて処方されます。のぼせ感のある冷え性には桂枝茯苓丸《けいしぶくりょうがん》が代表的です。いずれの薬方も正しく証を診断した後に処方されるべきもので、証を取り違えると逆効果になるのが西洋医学との大きな違いです。

また、最近は若い人たちに肩こりや美容、体質改善を目的とした傷跡の残らないお灸ブームが起こっているそうですが、のぼせ感のない冷え性、また特に虚弱な体質の方には効果が期待できます。

16　産前の食養と手当

妊娠は病気ではないといいますが、妊娠・出産は女性にとって一大事業です。軽く考えていると流産や早産、また思いがけない合併症などが発症したりします。普段通りの生活を送るようにと、妊娠と出産のマニュアル本には書いてあるのですが、普段とは少し違った注意が必要です。あなたのお腹にはもう一人の人格が宿っているのですから。

妊婦に良い食べ物

妊娠中に栄養を二人分摂らなくてはいけないと肉や卵、牛乳など動物性の脂質やタンパク質を過剰に摂取することは、母体管理の面から逆効果です。以前は妊婦の肉や卵の摂取も赤ちゃんのアレルギーを助長すると制限されていましたが、最近では胎児にあまり影響がないことが報告され、肉類も卵も食べるようになりました。しかしながら、肉や卵に偏《へん》重《ちょう》した食事はタンパク過多となるため、一定の範囲内に止《とど》めバランスを取ることが大切です。特に、母体の体重が標準より増加し、胎児が過剰に発育することは好ましい事ではありません。妊娠初期には、一日の魚類は小魚を主体とし、一般魚は一切れ（七〇グラム程度）。マグロ、鯨《くじら》などの大型魚類や、アンコウ、キンキ、金目鯛《きんめだい》などの深海魚は避《さ》けます。肉類は一日七〇〜八〇グラム、卵は一個までとします。牛乳は二〇〇ミリリットルを超えない範囲でローファットかノンホモゲナイズド牛乳、あるいはベビー用粉ミルクにします。

動物性のものを多食しない代わりに植物性タンパク質を増やします。納豆、豆腐、湯葉、高野豆腐などを三食に組み入れます。妊娠中期や後期になり胎児が大きくなると、必要なタンパク量も変化するので、母体の大きさや胎児の月齢に併せて追加します。

母子共に良い主食としては、急激に血糖値を上昇させず、ミネラルやビタミンB群、イノシトールなどを含む穀類、例えば、五分搗きや七分搗きなどの精白米でない米飯、押し麦、粟《あわ》、ひえなどの雑穀を混ぜた米飯などが挙げられますが、これらをよく噛んで食べます。米飯でなければ、砂糖なしの全粒穀物のシリアルや、全粒粉のパンでも大丈夫です。

これに小魚、海藻類、野菜、大豆製品、ごま、小豆、黒豆、干し椎茸《しいたけ》、こんにゃくなどを、通常の魚肉類に加えて副食とします。塩分の多い干物は避けて、かえりちりめんの酢漬けやちりめんじゃこの湯通しなどを、常備菜《じょうびさい》として毎日、大さじ山盛り二杯ずつ頂きます。これは天然のカルシウム補給源となります。同じくカルシウムや鉄などのミネラル補給を目的として、すりごまを朝夕、大さじ二杯お浸《ひた》しに加えたり、少し塩を加えてごま塩としてご飯に振りかけて食べます。

妊娠中のカルシウムの補給は重要で、不足する場合にはワダカルシウムなどのカルシウム剤を用います。カルシウム不足に陥《おちい》ると、母体の歯や骨を溶《と》かしてまで子供に移行するため、妊娠中や産後の虫歯、頭髪の脱毛や禿《は》げの原因となりますので気を付けて下さい。

海藻類ではひじきが安価で、鉄やヨードなどのミネラルを多く含むため、人参やごぼうのささがき、細く刻んだ油揚げと一緒に炊いたひじきの煮付けも常備菜とします。たっぷりのわかめと大根、人参、タマネギ、カボチャ、キャベツなどの多くの野菜を刻んで入れた具だくさんの味噌汁を、毎日、朝食に頂きます。韓国ではお産の後で、牛肉でだしを取り、大量のわかめが入ったわかめスープを飲ませます。

野菜は、調理前の状態で一日最低三〇〇グラムを摂取するようにします。このうち人参、大根、蓮根《れんこん》、ごぼうなどの根菜類、小松菜、大根葉、キャベツ、もやし、せり、白菜、ほうれん草、チンゲン菜、ネギなどの葉菜類との割合は、根菜類二に対して葉菜類一の割合とします。

この他、カボチャ、小芋、さつま芋なども煮付けにしたり、けんちん汁、豚汁に加えます。

調理法としては揚げる、炒めるよりも、煮る、茹《ゆ》でる、蒸《む》すなどの温野菜を主体とします。生野菜はビタミンC源となりますが、体を冷やす作用があるので、暑い夏以外は回数を減らしましょう。夏野菜の代表格であるトマトはスライスして少量の油で軽く焼くか、トマトスープにしたり、煮詰めてピューレ状にしパスタソースにします。

レタスはタマネギと並ぶ自然の睡眠導入食材なので、ニンニクや生姜とさっと炒めて夕食時に頂きます。干し椎茸や切り干し大根など天日で干した野菜はビタミンD源となります。いわゆるおばんざいは栄養学的にも根拠のある副菜なのです。

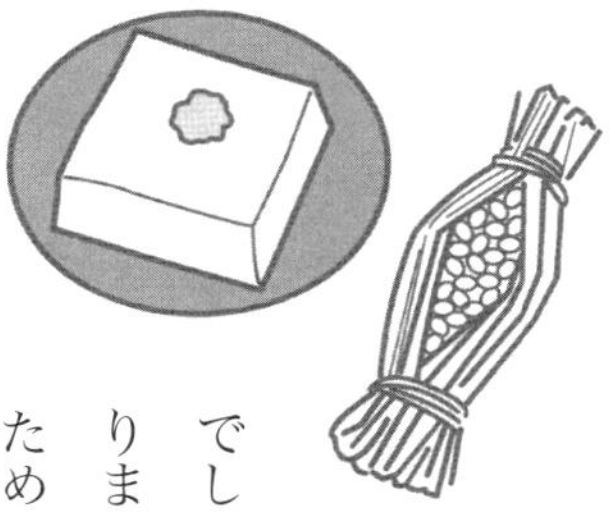

大豆製品として日常的に最も多く用いられるのは豆腐と納豆でしょうか。あと湯葉や高野豆腐、油揚げ、豆乳、大豆の煮豆などがありますが、納豆が嫌いな方はともかく、発酵食品を一日に一度摂取するために、朝食に卵とからしを入れない納豆を加えるのもお勧めです。ま

た、蜂蜜を加えて温めた豆乳も、三時のおやつや夜食に適したほっとする飲み物です。

妊娠中期・後期になると足のむくみなどが目立つようになりますが、このような時に小豆の利尿作用を用いて、小豆ごはんや小豆と南京カボチャの煮物、小豆だけを薄い塩味で煮たものなどを摂るようにします。また、体力がないと感じた時には黒豆ご飯や栗ご飯を炊いたり、玄米餅（白餅ではない玄米餅米で作った餅。健康食品店などで販売しています。無農薬のものは非常に力が付きます）を焼いて薄く生醤油を付けて食べます。

牛乳はカルシウム源として飲用されますが、一般的に飲用されているホモゲナイズド牛乳からノンホモゲナイズド牛乳（ノンホモ牛乳）あるいはローファット牛乳に変えることが望まれます。また牛乳は陰性食品であるため、一日二〇〇ミリリットルまでとし、過剰に摂取することを止めて、前述のカルシウム源を多く加えます。

この他、なるべく飲食しない方がよいものは、甘い菓子、菓子パン、生クリーム、ケーキ、チョコレート、清涼飲料水、アイスクリーム、かき氷、唐辛子、辛子、アルコール、濃い緑茶、カフェインを含む飲料などです。食品表示をしっかりチェックし、トランス脂肪酸を含むマーガリンやショートニング、あるいはこれらを原料としたパン類、ケーキ、クッキー、生クリームなどはできるだけ食べないようにして下さい。これらの品目は血糖値を急激に上昇させたり、体を冷やし過ぎたり、胎児の神経に影響を及ぼす恐れがあるためです。

これ以外に、胎児にとって最も良くないことは喫煙です。喫煙は神経的にも肉体的にも胎児の成長を阻害します。喫煙女性が出産した子供には、低体重児や出産時の異常が起こりやすくなります。

また、喫煙女性から出生した赤ちゃんは、乳児死因の第三位を占める乳幼児突然死症候群（ＳＩＤＳ）を起こしやすいことや、非喫煙家庭の子供と比較して、約二倍、気管支喘《ぜん》息《そく》を発症しやすいことがよく知られています。無事に出産を終え、子供さんの健康を守るためにも、母親となるあなたは禁煙しなければなりません。

つわりの対処法

古くから妊娠悪阻《おそ》（つわり）は玄米のおにぎりにごま塩を付けて、ゆっくりとよく噛んで食べると収《おさ》まりやすいといわれています。特にむかつきや嘔吐《おうと》がひどい時には、玄米スープに塩味を付けて、ゆっくりと噛んで食べます。この他、大根おろしに少量の醤油をかけて食べたり、梅干しに醤油をかけて少しずつ食べると楽になるともいわれています。

むかつきの強い時には、蓮根をおろしてそれに熱湯を加え、とろみが出たものに黒砂糖を小さじ一杯と、小さじ半杯の塩を加えた蓮根湯をゆっくりと飲みます。また、のどが渇《かわ》く時には、少し塩味のする醤油番茶（「7 風邪への対応」の項参照）か、玄米スープを薄めて少し塩味を付けたものをゆっくりと飲みます。

つわりには個人差があり、入院を必要とするほど重症の方から、全くつわりを経験しない方までさまざまです。私の場合は軽い方でしたが、いつも何かを口にしていないとむかつきが起こるので、プレーンの塩味クラッカーを枕元に置いて、目が覚めると直ちにクラッカーを一枚食べるようにしていました。

つわりには、民間療法以外にこれといった治療法がないのですが、『亜鉛とその他の微量栄養素』を著したカール・C・ファイフェル博士は、ビタミンB_6と亜鉛を補うことで、妊娠中の悪阻《おそ》を予防できたと記述しています。

無理をしない程度に、動ける時には動いた方がつわりを忘れることがあります。つわりの期間には長短がありますが、いつかは必ず良くなるのであきらめないで頑張りましょう。

妊娠中の全般的な手当と注意

妊娠中は特に冷えに対する手当が必要です。冷えが強いと難産に繋《つな》がるからです。よく冷房の効いた電車内で、お腹の大きい妊婦さんがサンダル履《ば》きでソックスも履《は》かず、薄く短いワンピースを着ているのを見たりしますが、これでは足や腹部、腰部が冷えて血液循環が悪くなり、リンパの流れも滞《とどこお》ります。膝下《ひざした》まであるロングソックスを履いたり、緩《ゆる》やかなニットのパンツや、厚手の綿のロングパンツなどを履いて保温に努《つと》めます。

また、保温のために大根干し葉の腰湯をします。大根の葉を八百屋さんで分けてもらいよく水で洗って直射日光で干します。十分に干した葉を晒《さら》し木綿の袋に入れてお鍋で軽く煮ます。お風呂に腰までお湯を入れて煮汁を加え、腰湯をします。また同じ要領でバケツにお湯を入れて煮汁を加え足浴をします。とてもよく暖まりますので試してみて下さい。

妊婦は不眠があるからといって睡眠薬を内服することができません。不眠の折には前述のレタス炒めやオニオンスライス、カボチャの種を炒ったものを食べたり、眠前に一〇〇ミリリットルほどのホットミルクやカモミールティーなどを飲用しますが、それでも眠れない時には足浴をして、足を温めてから寝床に入るようにします。また、前述の大根干し葉の足浴や腰湯もよく温まるため、睡眠導入に効果があります。

つわりのため足浴が面倒だと思う時には、少しぬるめの湯たんぽを入れて足を温めます。夏場の暑い時には、足を温めながらクーラーを入れます。夏期は体力も消耗する時期なので、睡眠を確保することが大切です。

腹帯の重要性

もう一つ大切な事は腹帯の着用です。最近では腹帯は単に保温のためだけと考えて、腹巻きのような柔らかな形状のものが出回っていますが、これでは腹帯の役割を為《な》し得ません。腹帯は保温のみならず、胎児が母親のお腹の中で、できるだけ固定されるために巻くものです。したがって正確な腹帯の巻き方は、下から上に向かって包帯を巻くように、交差しながら巻き付けます。この巻き方が緩《ゆる》いと、妊娠が進むにつれてお腹が下の方に出っ張ってしまいます。これでは胎児は十分に固定されず、母親の動きにつれてお腹の中で胎児も上下に揺れるようになります。いまだ脳も十分に発達していない胎児が、母体の中で激しく上下に揺さぶられている様《さま》を想像してみて下さい。決して胎児のために良いことではありません。余分な揺れを防止し、胎児が下腹部に押しやられず、早産や難産を予防するためにも、長い晒《さら》し木綿でしっかりと、下腹から上腹部に向かって腹帯を巻く必要があるのです。

昔は家のお姑《しゅうとめ》さんと一緒に戌《いぬ》の日に神社にお参りし、腹帯を授《さず》かりました。そして

腹帯の巻き方

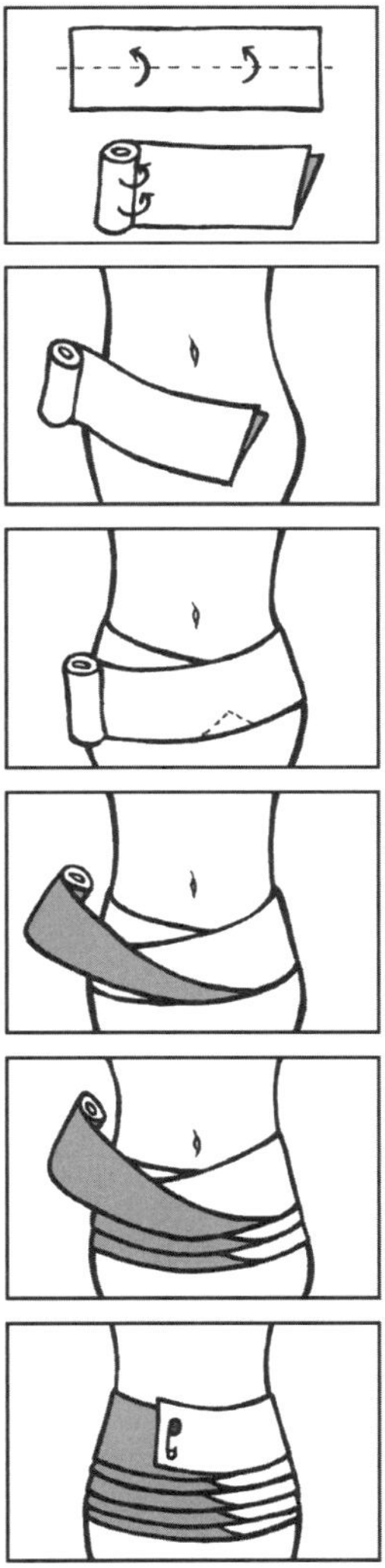

①サラシを半分に折り、端からクルクルと巻いていきます。

②半分に折った折り目を下にして、サラシの上をへその下くらいにあてて、巻き始めます。

③1周させたら、巻き始めの部分を中に折り込み、さらに1周巻きます。

④2周させた所で、サラシを上に折り上げてさらに巻いていきます。

⑤最初の折り上げた位置に来たら、また同様にサラシを折り上げて巻いていきます。これを何周も繰り返します。

⑥サラシが巻き終わったら、巻き終わりの部分を中に折り込むか、安全ピンで留めて固定します。

お産婆さんに腹帯の巻き方を指導してもらったのです。この行事は無事に子供が生まれるようにと神仏に祈ると共に、正しい腹帯の巻き方を教授してもらうという意味がありました。科学の世界に生きる私たちだからこそ、安産のため正しい腹帯の巻き方を是非とも習得してほしいと思います。

また、妊娠が進むにつれ尿失禁をすることがあるので、普段から肛門《こうもん》と陰部を絞《し》めては緩《ゆる》める肛門括約筋《かつやくきん》運動を妊娠前から折に触れて練習するようにします。失禁が起きるようになれば、お腹を静かに下から抱くようにして、時間ごとに排尿するようにします。冷えがあると失禁がひどくなるので、眠る前に足浴や腰湯で十分に温めましょう。

17　妊娠後期と産後の食養と手当

前項では、産前の食養と手当について述べましたが、引き続き妊娠後期と産後の注意、ならびに手当をお伝えします。

妊娠後期と産後の食べ物

前述したように、妊娠後期や産後においてもカルシウムを十分に摂取しながら、菓子類や清涼飲料水など急激に血糖値を上昇させる砂糖製品を控えます。また、カフェインを多く含むコーヒーや紅茶、濃い緑茶、興奮作用のあるチョコレートなども控えるようにします。

卵や肉類を控えめに、植物性タンパク質である大豆製品や他の豆類、野菜、海藻類、こんにゃく類などを多く摂ります。妊娠後期は胎児の生育により腸が圧迫されるため、どうしても便秘に傾きやすくなります。この便秘対策としても、ゆで小豆やきんぴらごぼう、豆乳の飲用、蓮根、大根、ふき、よもぎ、トウモロコシ、海藻、こんにゃくなど、繊維の多い品目を摂ります。しかし、それでも排便が困難になる時には、硫酸マグネシウム（カマグ）を主治医から処方してもらいます。前項でもお伝えしましたが、韓国では産前産後に牛肉でだしを取った大量のわかめスープを飲む、というより食べさせます。これはミネラル、食物繊維、動物性アミノ酸の補給を目的とした食養の一種で便秘対策にもなります。

産後の三日間は、体力の衰えを回復する炒り玄米のおかゆをお勧めします。これは軽く洗った玄米を、素焼きの土鍋などで焦げ茶色の焦げ目が付いて、はじけるまでゆっくりとろ火で炒めたものに水を加え、割り箸がかろうじて倒れない程度のおかゆにして、薄塩の味で整えたものです。このおかゆはとても体力が付きます。これを裏ごしにした玄米クリームは、体力の衰えた病人の起死回生《きしかいせい》の食べ物として古くから用いられてきました。

また、おかゆに使用する玄米は、無農薬のものがさらに効果が期待されます。これ以外にも、薄味の味噌汁に焼き玄米餅を入れて食べたり、具だくさんのお雑煮に焼き玄米餅を入れたものも効果があります。体力の落ちた方は是非お試し下さい。

むくみ（浮腫）の対処法

妊娠後期となり腹部が大きくなると、静脈やリンパ管が圧迫され、静脈血の還流《かんりゅう》やリンパ流の流れが遅くなるために、むくみが発生しやすくなります。これは生理的なもので病的なものではありませんが、立ち仕事が多いと夕方以降にむくみが強くなり、足が重く立つのがつらくなったりします。むくみが強い時には、両手で膝から足先に向かって五分ほどマッサージを行い、足のだるさが取れるまでクッションや座布団などで軽く足を上げた状態でしばらく横になります。

繰り返す強いむくみには太谿《たいけい》（足の内側、内果後方、内果後縁とアキレス腱《けん》の間で内果の先端と同じ高さ）や、湧泉《ゆうせん》（足底部にある。足底を屈曲してできる陥凹部で、第二・三指横紋頭と踵《かかと》を結ぶ線の前方より三分の一の所）などのツボを五秒間、二〜三回ほど押さえます。ただし、三陰交《さんいんこう》や崑崙《こんろん》のようなツボは子宮収縮を促《うなが》す恐れがあるため、産後には用いて大丈夫ですが、妊娠後期には用いないで下さい。

さまざまな手当をしてもむくみが引かず、足のだるさが強い時には、膝下《ひざした》を全体的に締《し》め付ける医療用弾性ストッキングを履きます。このストッキングは整形外科や産婦人科がある大きな病院の売店で販売しています。販売している病院としていない所がありますので、問い合わせをして下さい。履き方にはコツが必要で、指導して頂く方が安心です。

食事で気を付けることは、塩分を取り過ぎないことです。調理は塩分控えめとし、暑い時には、トマトやきゅうりなどの生野菜を適度に摂取します。ゆで小豆の煮汁や小豆ご飯なども利尿作用があり、むくみの改善に役立ちます。

腰痛などの痛みの対処法

妊娠後期には腰痛、背部痛、足の痛みやしびれ、座骨神経痛《ざこつしんけいつう》、恥骨《ちこつ》部分の痛み、仙骨《せんこつ》痛、股関節《こかんせつ》痛などが生じる場合があります。この痛みは胎児の重量の負荷に依《よ》るものなので、生理的なものといえますが、妊娠が進むにつて痛みも増加することが多いため、妊婦にとってはつらいものです。妊娠期には消炎鎮痛剤《しょうえんちんつうざい》が使用できない、また使用しない方がよいことが多く、どうしても使用しなければならない時には、必ず医師の管理が必要です。

これら痛みの原因の一つとして、妊娠前における筋肉や体躯《たいく》の骨の弱さがあります。妊娠に備えて筋力を付けたり、膠質《にかわしつ》やカルシウムなどの補給を十分に行うことが大切です。

また、痛みが起こってからの腰痛や背部痛の対処法としては、妊娠前期の項でも触れましたが、ふくらんだお腹を持ち上げるように、晒し木綿の腹帯をしっかりと少し強目に巻き、胎児を保持し、保温することが大切です。特に恥骨部分の痛みは、胎児が下に降りてくるため起こりやすいので、それを予防するためにも、妊娠五カ月頃から腹帯をしっかりと巻くようにして下さい。

腰痛や背部痛が強い時には、こんにゃく温湿布をします。（方法は「7 風邪への対応」の項を参照）また、妊娠中の足浴は、冷水を用いず、お湯のみで温め、最後に冷水を一〜二秒シャワーで掛けて終了します。

鼠径部《そけいぶ》の痛みや手足のしびれ感、仙骨の痛みにはリンパマッサージが有効です。リンパの流れに沿《そ》って、上から下へ少し軽くさするようにします。毎日、朝、昼、夜、寝る前などに五分ほどのマッサージを行います。

乳汁を出すための手当と食べ物

初産の妊婦は乳房が張っていてもなかなか乳汁が出ないことがあります。このような時には熟練《じゅくれん》の助産師さんによる乳房マッサージが必要です。乳頭のくびれの部分をほぐすように柔らかくマッサージをすると、吹き上げるように乳汁が出るようになります。

乳汁が出るようになっても、母体の栄養状態の低下や水分不足により乳汁分泌も低下します。そのため昔の人は先ほどの玄米餅入りの味噌汁や鯉《こい》こく（鯉のにが玉を取り、鯉一匹丸ごと鱗《うろこ》も付いたまま切り分け、鯉の臭みを取るため番茶の煮出しがらを袋に入れ、鯉の三倍ほどの大量のささがきごぼうを加え五〜六時間とろ火で煮ます。骨が柔らかくなれば茶袋を捨て、味噌で味付けをします）を食べさせて体力を付け、乳汁がよく出るようにしました。最近では鯉こくの缶詰《かんづめ》もあるようです。

これ以外にも根菜類（ごぼう、蓮根、人参）とネギ、薄揚げを油で炒めたものを具材にした味噌汁や、お煮しめなども乳汁分泌に役立つことが経験的に知られています。あわ餅、ハトムギのおかゆ、ごま豆腐、野草のはこべの味噌汁、海苔《のり》やわかめもお勧めです。

それでも乳汁がなかなか出ない方には、決明子（中国産ハブ草）とゲンノショウコ、ハトムギ各一〇グラムに対して約八〇〇ミリリットルの水を入れ、とろ火で煮て六〇〇ミリリットルとしたものを飲用します。

ストレスは乳汁分泌を低下させます。妊婦本人が心の安定を図ることは大切ですが、周囲の人も余計な心配をさせないように配慮することも必要です。

妊娠後期における薬の注意

妊娠後期においては、妊娠初期と比べると数多くの薬品が使用できるようになりますが、やはり医師との相談が必要です。どうしても抗生物質を使用せざるを得ない場合には、セファロスポリン系が安全とされています。その他、流産を惹起《じゃっき》する生薬としては、お香に含まれる麝香《じゃこう》がよく知られています。妊娠中には麝香を含む香料や、お香を避ける方が無難です。

理想の食事編

本編では生活習慣病の根源となる動脈硬化や脂肪肝、がんなどを予防する食事について、その簡単な栄養的基礎と具体的な食事法に関する注意を学びます。

1　理想の食事とは

わが国の栄養に対する考え方は、第二次世界大戦以降、昭和三〇年頃を境として大きく変貌しました。日本人の多くは、敗戦の一因は食事の差、すなわち動物性タンパク質摂取量の差にあり、敵国に体格・体力で負けたと考えました。さらに栄養学者の多くが、こぞって米国式の食事を推奨したことがこの変貌に輪をかけ、パン食やホモゲナイズ*牛乳の飲用が学校給食に浸透しました。

和食の優れた効能を認識しないままに、日本人の多くが砂糖、牛肉、豚肉、鶏肉、卵、乳製品を多食するようになり、子供のみならず大人も、いわゆる「おふくろの味」に見向きもしなくなりました。その結果、日本人の疾病《しっぺい》構造が変化し、脳血管疾患、虚血性《きょけつせい》心疾患、がんなどが増加しています。国民病といわれた結核は減少したものの、この減少と引き替えに生活習慣病の増加という不名誉な状況を獲得したのです。

本来、大人の病気であるはずの動脈硬化が五歳児から、脂肪肝は小学生から認められ、二〇歳代から大腸がんの発症が、また三〇歳で心筋梗塞《しんきんこうそく》を起こすといった生活習慣病の低年齢化は、将来、国の基盤となるべき若人の健康問題と、寿命の短縮が懸念《けねん》されます。

近年、脂質や砂糖、またバター、チーズなどの乳製品や肉類の過食を看過《かんか》してきた米国医師会が、肥満や動脈硬化をはじめとする高血圧症、脂肪肝、虚血性心疾患、脳血管疾患、各種がんなどの生活習慣病の増加の対応と、各疾患に対する医療費の増大に手を焼き、対策の一環としてパンではなく、米食を主体とする旧来の日本食を推奨しているのは皮肉なことです。また、最近では日本食が海外で見直され、健康食（ヘルシーフーズ）あるいはダイエットフーズとして脚光を浴びているのも面映《おもは》ゆい状況です。

現代は飽食の時代として、さまざまな食べ物が溢《あふ》れています。美味を追求し堪能《たんのう》する食事、あるいは栄養価が低くカロリーの高いレトルト食品やカップ麺のようなインスタント食品などの偏《かたよ》った食事、また、確《かく》たる理由もなく嫌いな食材を排除する偏食、そのいずれもが生活習慣病を来《きた》すと考えています。

私は動脈硬化と脂肪肝が生活習慣病の始まりと、その進行程度を表わす指標と考えています。というのも、長らく多くの患者さんの自覚症状と食事内容を伺《うかが》い、腹部超音波（腹部エコー検査）結果と照らし合わせているうちに、同じような生活習慣の積み重ねの次に、何が起こる可能性があるのかを推測できるようになったからです。

患者さんには食事指導を行いますが、次にこの病気が起こりますよ、などと脅《おど》かすような指導はできません。脂肪肝を改善するためにとか、あるいは動脈硬化をこの時点でくい止めるためにという表現で、限られた診療時間の中で簡潔《かんけつ》に指導を行うのですが、どれほど患者さんが指導の内容を深刻に受け止め、改善されているのかと考えると暗澹《あんたん》たる気持ちになります。

私がこの本の中で食事の重要性を記したのは、なぜ現在の食事を変えなくてはならないのか、具体的にどのようにすればよいのかということを、皆様に知って頂くための、またとない機会になると考えたからです。

この理想の食事編では、栄養素ごとの注意と摂取の要点が示されています。どうぞ最後まで読んで頂き、あなた自身や大切な人の食事に生かされることを願っています。

＊ホモゲナイズ：産地の異なる牛乳を均一化するために行われる操作で脂肪の粒子が細かく細断される。脂肪粒子の均一攪拌《かくはん》化。

2 タンパク質の功罪

古来、日本人は正月やお祭り、祝い事などのハレの日以外は穀物を主菜とし、季節の野菜と味噌や納豆・豆腐等の植物性タンパク質を、そして稀《まれ》に魚介類の動物性タンパク質を副菜とする質素な食事を継続してきました。

これに起因するためか、日本人の腸の長さは肉食主体の欧米人と比較して、圧倒的に長いという特徴があります。例《たと》えていえば、日本人の腸は草食動物の腸ともいえます。

このため肉類を多食すると、タンパク質が分解されて生じたアンモニアなどの毒素が、長い腸管を通過する間に再吸収されやすく、これが人体に悪影響を及ぼすようになります。現に肉食の増加に伴い、日本人の大腸がん患者が増加していることが統計的に示されています。

また、タンパク質に含まれるアミノ酸の一種であるメチオニンは、分解される過程において、脳神経細胞に悪影響を与えるとされるホモシスチンという有害物質を生じます。

このホモシスチンはビタミンB_6（以下VB_6）の助けを借りて、体内で直ちにホモシスティンという無毒化《むどくか》された物質に変化するのですが、体内のVB_6が不足すればこの有害物質は代謝されず、脳神経に悪影響を及ぼすことになります。

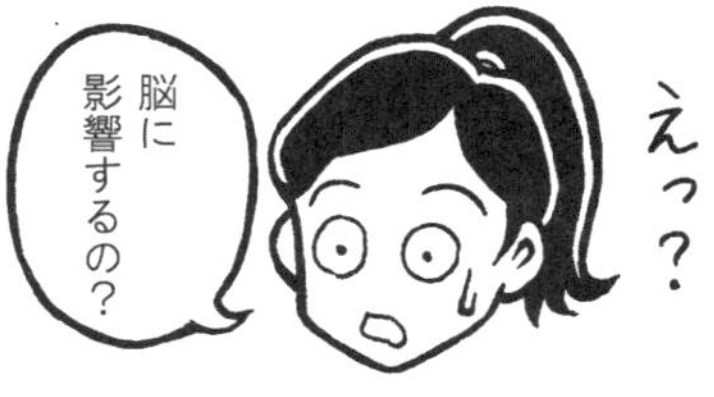

メチオニン↓分解↓ホモシスチン↓無毒化↓ホモシスティン（代謝され排泄される）

ホモシスチン ⇨ 蓄積されると脳神経に影響

VB_6 ⇨ 無毒化

本来、肉類などの動物性タンパク質の中にはこのVB_6が含まれているのですが、ホモシスチンの無毒化のための十分な量が含有されているのかについては疑問視されています。

事実、米国の少年院において、少年を二グループに分け、ひと組は肉類を減らし、全粒粉*のパンに野菜や豆類、新鮮な果物を与え、もうひと組は、少年らが入所前によく口にしていたハンバーガーやピザなどのジャンクフードを継続させた所、肉類を減らしたグループの少年らは精神的に落ち着き、言動に安定が得られたのですが、減らさなかったグループはその性格や言動に変化がなかったという研究結果が報告されています。

タンパク質は細胞や筋肉、体の支持組織の構築のために、必要かつ重要な物質ですが、過剰な摂取は、ホモシスチンを増加させるのみならず、痛風の原因となる尿酸や尿素窒素、リンなどの血中濃度を上昇させます。

この動物性タンパク質の過剰摂取の弊害について、世界保健機構（ＷＨＯ）の外部組織である国際がん研究機関（ＩＡＲＣ）は、二〇一五年一〇月二六日に警告を発しました。ハムやベーコン、ソーセージなどの加工肉を、人体に対して発がん性があるとする「グループ1」に指定したのです。

その理由は、塩漬けや燻製《くんせい》などの肉の加工方法によって、ニトロソ芳香族《ほうこうぞく》アミンや多環《たかん》芳香族炭化水素などの発がん性物質が形成されるためであり、この結果は著名な医学雑誌『Lancet Oncology』に掲載されました。

この報告によれば、加工肉は大腸がんと胃がんを発症しやすく、加工肉の摂取を五〇グラム増やすごとに、大腸がんになる危険性は一八％上昇すると結論付けられています。

私はこれ以外にもハムやソーセージの色を美しくする発色剤や保存料も、何らかの影響があるのではないかと考えているのですが、この点についてはは触れられてはいません。

ＩＡＲＣはまた、牛肉・豚肉・羊肉などの赤肉も、人に対しておそらく発がん性があるとする「グループ２Ａ」に分類しています。その理由は、肉を焼く、揚げるなどの高温の調理により、ヘテロサイクリック芳香族アミンなどの発がん性物質が生じるためとされており、これら赤肉の摂取も、一〇〇グラム増すごとに大腸がんになる相対リスクが一七％高くなると報告されています。つまり一日五〇グラム以上の加工肉の摂取や、一日一〇〇グラム以上の赤肉摂取は、胃や腸の発がんの危険性が高くなるということなのです。

ＩＡＲＣの発表は電撃的であり、日本のハムメーカーの株価を一時的に暴落させました。お歳暮商戦が始まる直前のこの発表は、さぞやメーカーが痛手《いたで》を被《こうむ》ったことであろうと推測されます。日本では美味とされる熟成肉《じゅくせいにく》ブームに沸《わ》いていますが、ステーキ肉の一回摂取量を一〇〇グラム以下に設定した方が発がん予防としては安心かもしれません。

タンパク質の必要量

ではタンパク質はどの程度摂ればよいのでしょうか。タンパク質の成人一日推奨量は次の式で表されます。

〇・七二×体重（Kg）×一・二五

また、高齢者のタンパク質一日推奨量は次の式で表されます。

〇・八五×体重（Kg）×一・二五

例えば、体重六〇キロの成人男性の一日の推奨量は五四グラムとなります。

〇・七二×六〇（Kg）×一・二五＝五四グラム

この数値はいかにも少ないように思われるのですが、タンパク質を多く含む肉類でも、鶏肉一〇〇グラム中に含まれるタンパク質の量は一五～二五グラム、豚肉は一五～二〇グラム、牛肉は一〇～二〇グラムで、肉類一〇〇グラム中のタンパク量は約二割程度しか含まれていません。

また、豆腐は半丁で一〇グラム、牛乳二〇〇ミリリットル中には六グラム、卵一個当たり六グラムなど、食品の実際の重さよりはるかに少ない含有量なので、一日のタンパク量五四グラムは少ない数字ではないのです。

タンパク質の必要量は成長期、妊娠期間中や授乳期、低栄養状態や外傷の回復期には増加しますが、腎不全や肝不全などでは、タンパク質を代謝しきれなくなるため摂取量が制限されます。

この他、健康的な食事としては、全カロリーのうち、少なくとも一〇〜一四%のタンパク質を摂ることが推奨されています。しかし、これに筋肉トレーニングなどの筋肉労働が加わる場合には、さらに多めの摂取が必要です。

日常におけるご飯やパン、麺類《めんるい》などの炭水化物、野菜、タンパク質の適正比率は、各々三対二対一が勧められています。おそらく一般的な食卓では、タンパク質が三、炭水化物が二、野菜が一、あるいは、野菜二、タンパク質二、炭水化物一のようにタンパク質の比率が多くなっているのではと考えられます。

このタンパク質一という割合を、さらに牛肉・豚肉・鶏肉・卵・牛乳・乳製品・魚介類などの動物性タンパク質と、大豆製品である豆腐・湯葉・揚げ豆腐・納豆・味噌、その他豆類の植物性タンパク質に一対一の割合で振り分け、動物性と植物性を均等に摂取するようにします。

さらに、動物性タンパク質である肉類は一日一〇〇グラム以下とし、油身の少ない良質の赤身を摂るようにします。また、血液を改善するエイコサペタエン酸（ＥＰＡ）とドコサヘキサエン酸（ＤＨＡ）を含む魚類を一週間に三〜四回摂取するようにします。

体を作るタンパク質

タンパク質は細胞や筋肉、体の支持組織や血液などの材料となる重要な物質であり、その合成は生きた細胞の中で行われます。

タンパク質は二〇種のＬ‐アミノ酸の連結により構成されています。このうち、特にヒトの体内で合成できないアミノ酸を必須アミノ酸と呼び、次頁の表の九種類が挙げられます。

必須アミノ酸は必ず必要量を食事から摂らねばならないため、ヒスチジン以外は完全必須アミノ酸とも呼ばれています。

食物中より摂取されたタンパク質は胃で分解され、その後小腸で完全にアミノ酸に分解された後、小腸より吸収され、肝臓内でタンパク質に再合成されます。このタンパク質が筋肉などの体成分となるのです。

アミノ酸の桶《おけ》

タンパク質のうち、動物性タンパク質が体内で最も利用されやすく、次に豆類、穀類、根菜類が挙げられますが、この体内で有効利用されやすいことを**生物学的有用性**といい

20種類のアミノ酸

必須アミノ酸	非必須アミノ酸
トリプトファン	アスパラギン酸
リジン	グルタミン酸
メチオニン	アルギニン
フェニルアラニン	グリシン
スレオニン	アラニン
バリン	セリン
ロイシン	システイン
イソロイシン	アスパラギン
ヒスチジン	グルタミン
	プロリン
	チロシン

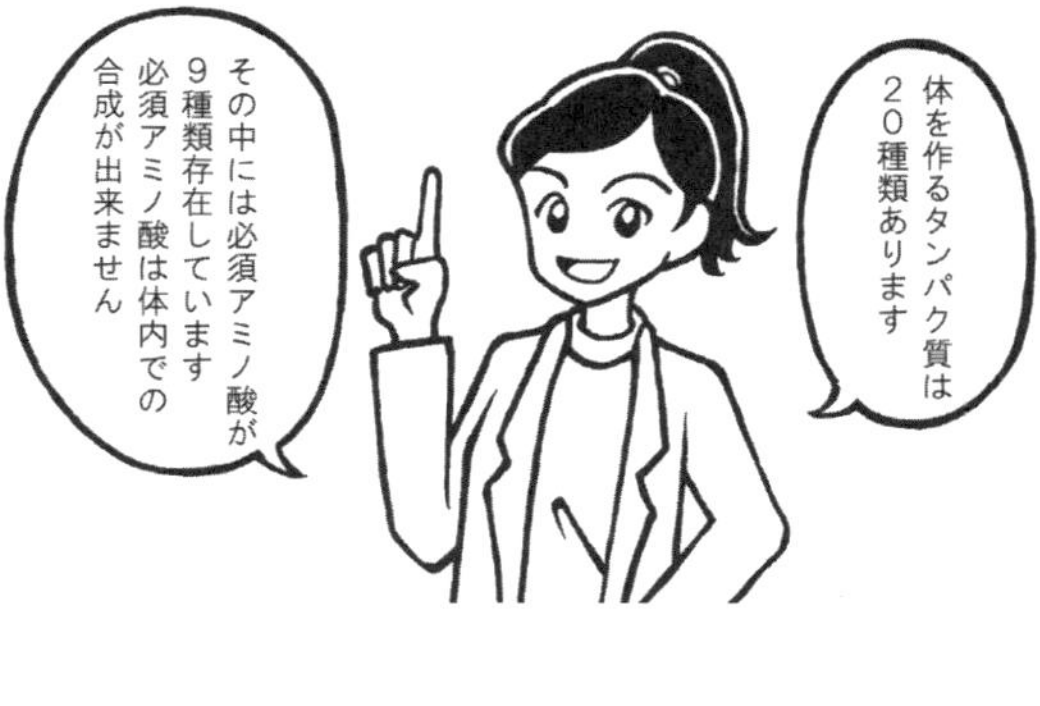

体を作るタンパク質は２０種類あります
その中には必須アミノ酸が９種類存在しています 必須アミノ酸は体内での合成が出来ません

ます。

この生物学的有用性は、植物性タンパク質同士、または動物性タンパク質と植物性タンパク質を組み合わせることによりさらに高まり、タンパク質の必要量を減らすことができるようになります。その仕組みは次のようなことです。

人体に不可欠であり、体内で合成できない九種の必須アミノ酸は、バランスよく摂取しないと有効利用されないという性質を持っています。これを**アミノ酸の桶《おけ》**と呼びます。

例えば、米飯や小麦などの穀類はトリプトファンとメチオニンを多く含みますが、イソロイシン、リジンの含有率が少ないので、穀類のみ、例えば塩おにぎりのみでは、有効利用効率が下がります。

一方、豆類はイソロイシン、リジンを多く含む食材ですが、トリプトファンとメチオニンは、さほど多く含まないため、豆類のみ、例えば枝豆のみでは有効利用されにくいということになります。

しかし、この二種類を併《あわ》せて摂取すると、互いに欠けているアミノ酸を補い、その結果、アミノ酸の有効利用率が高まります。この原理を応用した植物性タンパク質の代表格である納豆や豆腐などの大豆製品と、米飯や麦飯などの穀類との摂取は非常に効率的な組み合

アミノ酸の桶

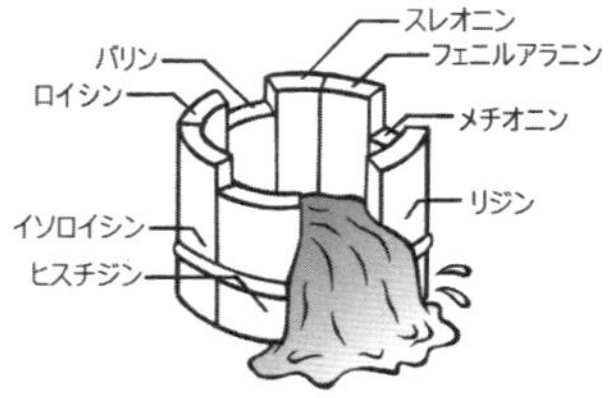

必須アミノ酸の中で、
一つでも足りないものがあると、
他のアミノ酸も有効利用できない

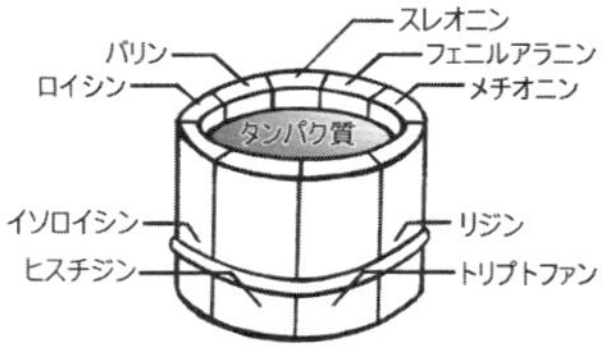

不足しているアミノ酸を補うことで
他のアミノ酸も有効利用できる

わせとなるのです。

　昔から一汁二菜とされた一日二回の豆腐入り味噌汁も、米・麦・粟《あわ》・稗《ひえ》などの穀類との無駄のない最適の組み合わせであったのです。

　植物性タンパク質のうち、特に納豆は血流を改善し脳梗塞や心筋梗塞を予防するため、一日一〜二回の摂取、あるいは眼前の摂取が血栓防止に効果的とされています。ただし、血栓予防のための抗凝固薬をすでに服用されている方には、薬の効果が減少するため、納豆は禁食とされています。

タンパク質の摂り方

　タンパク質の具体的なメニューとしては、朝は米飯、わかめと具だくさん野菜の味噌汁、納豆小カップ、大根おろしとちりめんじゃこ、一個の卵料理。昼は炒めタマネギと魚のムニエル、カボチャと高野豆腐の煮物、きのこと野菜のごま和え、おぼろ昆布の吸い物、夜は豚の生姜焼き千切りキャベツ添え、湯豆腐（白菜・菊菜・人参・白ネギ・えのき・豆腐・糸こんにゃく）ポン酢仕立て、しじみの赤だしなどで、一食当たりのタンパク質の量としては、魚なら一切れと納豆小パック。卵一個と豆腐半丁、一〇〇グラム以下の肉類と厚揚げの煮物などで、これに味噌汁を各々の組み合わせに加えます。また、調理法としては焼き物や揚げ物を減らし、蒸《む》し物、茹《ゆ》で物、煮物、鍋物が勧められます。

一日の食品目はできるだけ重複せずに、種類の異なったタンパク質を摂るのが理想的ですが、アトピー体質の方は、油の多い肉類や卵、揚げ物の摂取回数を減らし、魚類を白身魚や小魚に変え、大豆アレルギーのない方は植物性タンパク質を増量する工夫が必要です。最近、骨粗鬆症《こつそしょうしょう》予防のために牛乳を多飲する人が増えました。中には一日一リットルを飲用する強者《つわもの》もいて驚かされます。

一般に市販されている牛乳はすべてホモゲナイズされていますが、この攪拌《かくはん》され脂肪粒子が細かくなった牛乳の飲用により、通常では胃壁《いへき》から吸収されない大きさの脂肪粒子が、細かく小さくなることで胃壁から直接リンパ管に吸収され、これが動脈壁内の中膜に付着して、動脈硬化の原因になりやすいとされています。

牛乳は良質のタンパク質とカルシウム源であるため、脂肪粒子が取り除かれているローファット牛乳か、原乳で全く均一化の操作がなされていないノンホモ牛乳の飲用が勧められます。ヨーグルトも同じくローファットがよいでしょう。

また牛乳は陰性食品でもあるため、一日量としては二〇〇ミリリットル程度とし、ちりめんじゃこ、かえりちりめん、骨の多い小魚、干しエビ、ごまなど、他のカルシウム源で補充することが勧められます。

タンパク質は重要な栄養素ですが、必要な量を必要な時期にバランス良く摂取することが大切であり、現在のような動物性タンパク質偏重《へんちょう》の食事を改める必要があると考えています。

タンパク質の摂り方のおさらい

以上を踏まえて、効率的で安全なタンパク質の摂り方は次のようになります。

①タンパク質は体を構成する重要な成分であるが、肉類などの動物性タンパク質の過食はがんや高尿酸血症（痛風）の発症の危険性があるため、加工肉は一日最大五〇グラム以下に、赤身肉は一日最大一〇〇グラム以下に抑えること。

②脳神経への影響を考えて、子供の加工肉や赤身肉の摂取を減らし、魚類や植物性タンパク質を増やすこと。

③タンパク質の成人一日推奨量は〇・七二×体重（Kg）×一・二五の式で表されるが、年齢、性別、運動量により増減すること。

④タンパク質の有効利用を促進させるために、動物性タンパク質と植物性タンパク質を均等に摂ること。また、穀類と大豆製品との組み合わせを考えること。

⑤ＥＰＡやＤＨＡの摂取のために、魚類は一週間に三回以上、摂取すること。

⑥動脈硬化予防のために、牛乳やヨーグルトはローファットかノンホモ牛乳製品を選び、一日量二〇〇ミリリットルを超えないこと。子供に対しても同様に選択すること。

⑦焼き物や高温での揚げ物はがんを誘発する可能性があるため、調理法としては焼き物や揚げ物を減らし、蒸し物、茹で物、煮物、鍋物にすること。

＊全粒粉：精製されていない穀類を粉状にしたもの。

3 代謝に不可欠な脂質

脂質は動脈硬化を起こす悪役といった偏見を持たれやすいのですが、実は細胞を構成する細胞膜や血液の重要な構成成分であり、水に難溶性であるという性質を持ちます。また、脂溶性ビタミンであるビタミンE源となるのみならず、脂溶性ビタミンの吸収を助け、糖代謝や炎症を抑えます。さらに、体内で重要な役割を果たすステロイドホルモンを合成します。

このように、脂質は人体における代謝に不可欠な物質であるため、食事から摂取する以外に、一日約一〇〇〇ミリグラム程度のコレステロールが肝臓において合成されています。しかし、脂質は一グラム当たり約九カロリーのエネルギー源となるため、この脂質を多く摂取するとエネルギー過剰となり、これに加えて炭水化物と共に過度な摂取を繰り返すと、肥満や脂肪肝を招きます。さらに、飽和脂肪酸《ほうわしぼうさん》を多く含む脂質を摂り過ぎると、血液中のコレステロールや中性脂肪が増加し、動脈硬化の原因となります。

脂質の種類

脂質は食物中に最も多く含まれるトリグリセリド（中性脂肪）、リン脂質とリポタンパク質、そして脂肪酸とコレステロールの大きく三つに分類されます。

このうち、脂肪酸は多くの脂質共通の構成成分ですが、化学構造式の二重結合の有無により**飽和脂肪酸**（ＳＦＡ）と**不飽和脂肪酸**（ＵＦＡ）に分類されます。

飽和脂肪酸は人の体内での合成が可能で、パルミチン酸やステアリン酸などが含まれます。一方の不飽和脂肪酸は、体内で合成可能な一価《いっか》不飽和脂肪酸と、体内での合成ができない多価《たか》不飽和脂肪酸に分類されます。

この一価不飽和脂肪酸にはω《オメガ》９系（ｎ-９）とオレイン酸があり、多価不飽和脂肪酸にはω３系（ｎ-３）と、ω６系（ｎ-６）がありますが、ω３系とω６系はいずれも体内で合成できないため**必須脂肪酸**と呼ばれています。

このω３系には、α-リノレン酸、ＥＰＡ、ＤＨＡが、ω６系にはリノール酸、γ-リノレン酸、アラキドン酸などが含まれますが、体内合成ができないこれら二系列の不飽和脂肪酸は、食品目として摂取しなければなりません。これらを分類すると次のようになります。

脂肪酸の分類

脂肪酸
- 飽和脂肪酸（SFA）　＊体内で合成可能
  - パルチミン酸、ステアリン酸
- 不飽和脂肪酸（UFA）
  - 一価不飽和脂肪酸　＊体内で合成可能
    - ω－9系　オレイン酸
  - 多価不飽和脂肪酸（必須脂肪酸）　＊体内で合成不可
    - ω－3系　α－リノレン酸、EPA、DHA
    - ω－6系　リノール酸、γ－リノレン酸、アラキドン酸

食物の中には各種の脂肪酸がそれぞれ異なった割合で含まれています。例えば、牛肉や豚肉などの獣肉脂肪には飽和脂肪酸と一価不飽和脂肪酸が、魚類の脂肪にはω３系のＥＰＡやＤＨＡが多く含まれます。

この他に、種実（ナッツ）や穀類（特に糠《ぬか》）は種類によってさまざまな脂肪酸を含みます。例えば、米ぬか油は飽和脂肪酸一四・九～二四・五％、オレイン酸三八～四六％、リノール酸三三～四〇％、リノレン酸〇・二～二・九％、ピーナッツオイルは飽和脂肪酸二〇％、不飽和脂肪酸八〇％（うちオレイン酸四〇％、リノール酸は少ない）などさまざまな成分を有するため、魚類や種実など多くの食品をバランスよく摂取することが大切です。

健康的な脂質の摂取量

米国では最適な健康状態を保つ脂肪摂取量は全カロリーの三〇％以下としており、日本の厚生労働省は二〇～二五％を超えないことが望ましいとしています。

また、悪玉コレステロールとも呼ばれる高ＬＤＬコレステロール血症の人には

①摂取コレステロール量を一日三〇〇ミリグラム以下にすること

②飽和脂肪酸ならびにトランス脂肪酸*を含む食べ物を、一価不飽和脂肪酸と多価不飽和脂肪酸を含む食物に替えること

などを推奨しています。

この推奨脂質摂取量は、欧米と比較して肥満や生活習慣病がわが国に少ないことから、

過去二〇年間における日本人の脂質摂取量を基準として定められました。しかしながら、近年のファーストフードならびにポテトチップスやポテトフライに代表される揚げ物やマーガリンやショートニングを使用した菓子パンやケーキ、ドーナッツなどの揚げ菓子多食の傾向により、この摂取量は増加し、若年者の肥満傾向が高まっています。

以前、海外のある映画監督がファーストフードの弊害を告発するために、自ら三食ハンバーガーを食べ続け、確実に肥満が発症することをフィルムに記録し証明しました。

現代の日本人の食生活では、肉類やその加工品を多食することによる飽和脂肪酸の摂取量が増加し、ほとんどの人が飽和脂肪酸を減らすべきと考えられています。特に一週間で肉類を五日以上摂っている人や外食が多い人、肉食が好きな人は、肉類を魚介類や植物性タンパク質に変えることが必要で、さらに揚げ物や炒め物の献立を、煮物、蒸し物に変更することが油脂制限を助ける手立てとなります。

飽和脂肪酸であるパルミチン酸を、ラード（豚脂）やヘット（牛脂）と比較して、二倍近く多く含むパーム油を使用した加工食品も要注意です。バターはヘットに次いでパルミチン酸を多く含み、ショートニングや綿実油も比較的パルミチン酸を多く含みます。

ω６系脂肪酸とω３系脂肪酸摂取の割合は四対一と限定されていますが、ω６系であるリノール酸には、コレステロール値を下げる働きがあるものの、多く摂りすぎると免疫力を低下させ、がんやアレルギー症状（特にアトピー性皮膚炎）、心疾患、老化などを促進させます。

その理由は、リノール酸は酸化されやすいため体内で過酸化脂質を生じ、この過酸化脂質ががんの促進物質となるためです。また、リノール酸から合成されるアラキドン酸は、アレルギーを強める作用のあることが知られています。

一時期、リノール酸がコレステロールを減らし、動脈硬化を予防すると広く喧伝《けんでん》されたため、リノール酸を多く含む油（サフラワー油、ひまわり油、コーン油、サラダ油）が多く使用されるようになりました。その結果、肥満やアレルギー症状が増加したのです。

リノール酸の摂り過ぎがエネルギー過剰を招き、ω6系、ω3系各々で作られるプロスタグランジン*に偏《かたよ》りを生じさせたためと考えられています。

このような弊害を予防するためにも、ω3系のα-リノレン酸を適切に摂取することが必要であり、四対一の比率についても再考が必要で、ω6系のリノール酸の比率を下げるべきと考えています。

現在、使用されているさまざまな食用油のα-リノレン酸、リノール酸の含有率を表5

に示しましたので参考にして下さい。

表5．食用油のα－リノレン酸・リノール酸含有率(%)

食用油名	α－リノレン酸(%)	リノール酸(%)
しそ油	64.0	12.8
えごま油	56.0	14.9
あまに油	47.7	22.0
菜種油	11.3	24.1
ひまわり油	11.0	69.0
サラダ油	7.9	57.0
大豆油	7.5	53.7
オリーブ油	0.9	13.1
コーン油	0.7	57.6
ごま油	0.3	43.8
サフラワー油	0.1	78.0

昔、天ぷらなどに用いられていた菜種油のα－リノレン酸含有率は一一・三%、リノール酸含有率は二四・一%と、バランスの良い比率であり、酸化されやすいリノール酸が多過ぎません。しかし現在では、スーパーマーケットやデパートでも、この菜種油が誤解され、ほとんど置かれていないか、隅の方に追いやられている有様《ありさま》です。

もう一つ体に良いとされるオリーブ油は、α－リノレン酸が〇・九%、リノール酸一三・一%と、オリーブ油の比率はリノール酸過多ではないものの、α－リノレン酸の含有率が少し低くなっています。

また、天ぷらや中華料理の香り付けに用いられるごま油は、α－リノレン酸〇・三%、リノール酸四三・八%とその差は大きく、少量の香り付けにはよいものの、揚げ物や炒め物などの調理の主体となるにはリノール酸の比率が高すぎることがわかります。

当然のことながら、リノール酸比率の高いサフラワー油、コーン油、サラダ油は、アレルギー症状がある人には不向きな油脂となります。特に、サフラワー油はリノール酸比率が最も高いため、その使用法を控える必要があると考えています。

一方、α-リノレン酸比率の高い油には、えごま油、しそ油、あまに油などがあります。いずれも以前はなかなか手に入れにくい油でしたが、えごま油は韓流ブームに乗って韓国食と共に導入され、手に入りやすくなりました。最近では、えごま油健康法と称し、広く用いられるようになっています。

少し話は逸《そ》れますが、韓国焼肉ではチシャとえごまの葉を焼き肉に巻いて食べます。韓国食が日本の食卓に浸透したためか、えごまの葉も一般のスーパーマーケットで見受けられるようなりました。えごまの葉にはα-リノレン酸は含まれませんが、抗酸化活性度はトマトの六〇倍、キャベツの二〇〇倍とされ、韓国では一〇年食べると一〇年長生きする野菜といわれています。動物性油脂である牛肉と、抗酸化活性度の高いえごまの葉は、肉食の弊害を防止する実に効率的な組み合わせであり、韓国食の食養に対する感性の高さを感じます。

しそ油は非常に高価なため、長い間、安価なしそ油を探していましたが、京都三条の明治屋で何気なく陳列されていた安価なしそ油を見付けました。スギヤマ薬品（薬品会社）製造のその油の添付書には、他の油と併用しないこと、できるだけ加熱せずサラダなどに用いることという注意書きが書かれており、ポン酢と共に食すると、実にさらりとした油の概念を覆される美味な油脂です。是非お試し下さい。

あまに油（亜麻仁油）は医療の世界では灌腸薬《かんちょうやく》として有名ですが、主に塗料やワニス、印刷インクなどの製品に用いられ、食用としては用いられていません。

えごま油もしそ油も共にα－リノレン酸を多く含んでいます。しかし、このような良質の脂質も、摂りすぎるとエネルギー過剰を招きます。食養のためには油脂の質と量をバランス良く摂ることが大切です。

インフラマソームの関与

体内で起こる多くの炎症は、細菌やウイルスなどの侵入により起こりますが、ウイルスや細菌などの病原体が関与しない炎症が起こることがあります。これを無菌性炎症と呼びます。その原因としては、打撲や梗塞《こうそく》、栓塞《せんそく》などの組織の損傷、βアミロイドなどの異物の沈着、アスベスト、コレステロール、尿酸結晶などの組織への沈着、そして飽和脂肪酸の摂取過剰により組織が障害を受けることなどがあります。このように病原体が関与しない多くの原因により炎症が長引くことが知られていますが、近年、この炎症のメカニズムが解明されるようになりました。

すなわち、炎症は自動的に始まる反応ではなく、炎症が起こる細胞では「インフラマソーム」と呼ばれる複合体が短時間で作られ、その後、直ちに分解されます。この直ちに分解される理由としては、本来、炎症には病原体を攻撃し、体内に広がるのを防ぐ役割がありますが、過度に炎症が波及すると、広く周囲の正常組織を傷付けてしまうので、その弊害を防止するためと考えられています。しかし、異物や結晶などの蓄積が持続すると、インフラマソームの形成と分解のサイクルに乱れが生じ、破壊的な炎症反応が持続し、組織が傷付けられ悪化します。

この悪化要因の一つに**飽和脂肪酸**があります。脂肪を多く含む食べ物を食べ続けると、高濃度の飽和脂肪酸が体内に蓄積されるようになります。この蓄積がマクロファージなどの細胞のインフラマソームを直接活性化することが示されています。また、これに関連して甘味料や菓子類などの糖質や、精白穀類などの**炭水化物の摂り過ぎ**も、間接的に炎症を

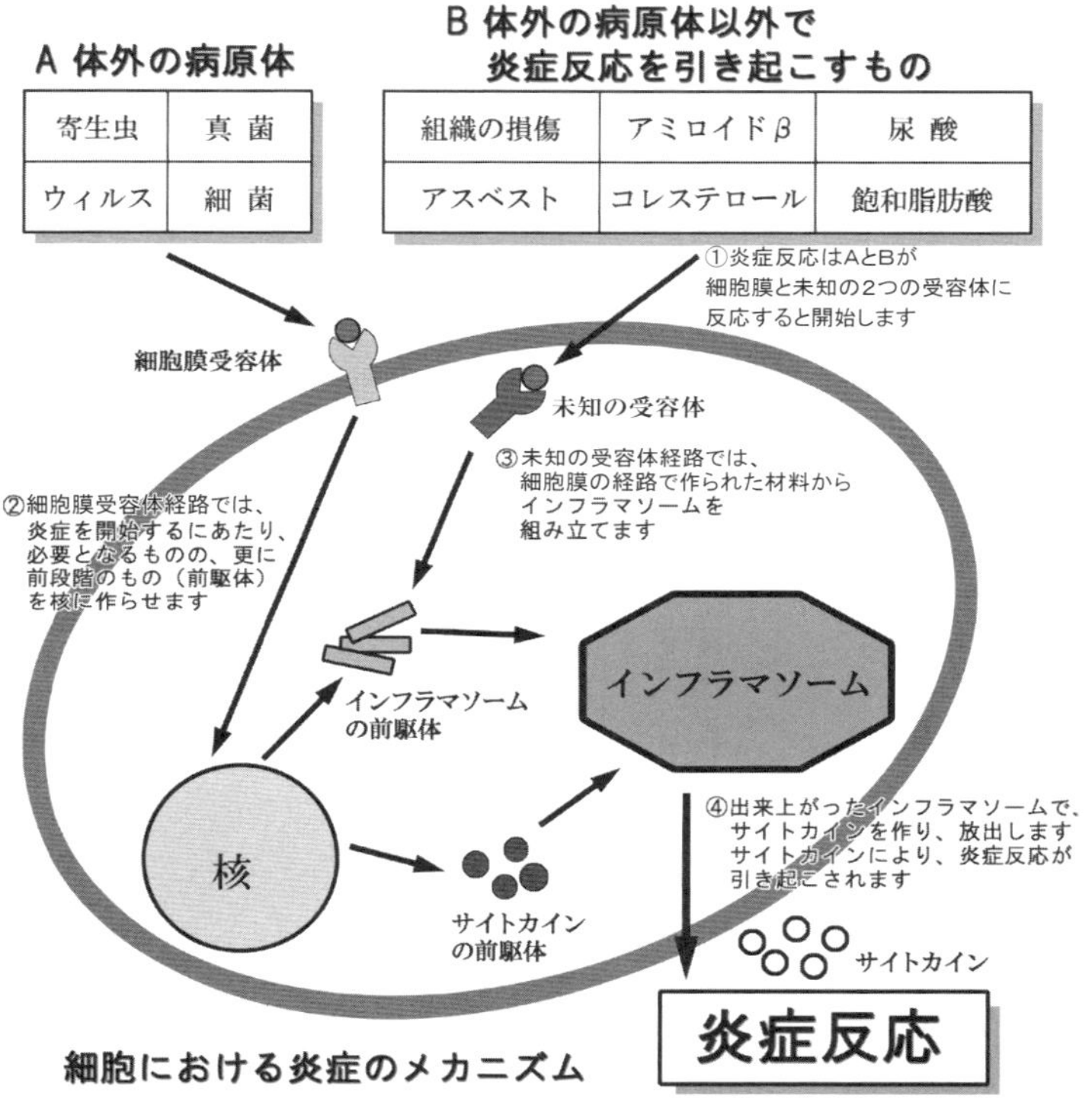

細胞における炎症のメカニズム

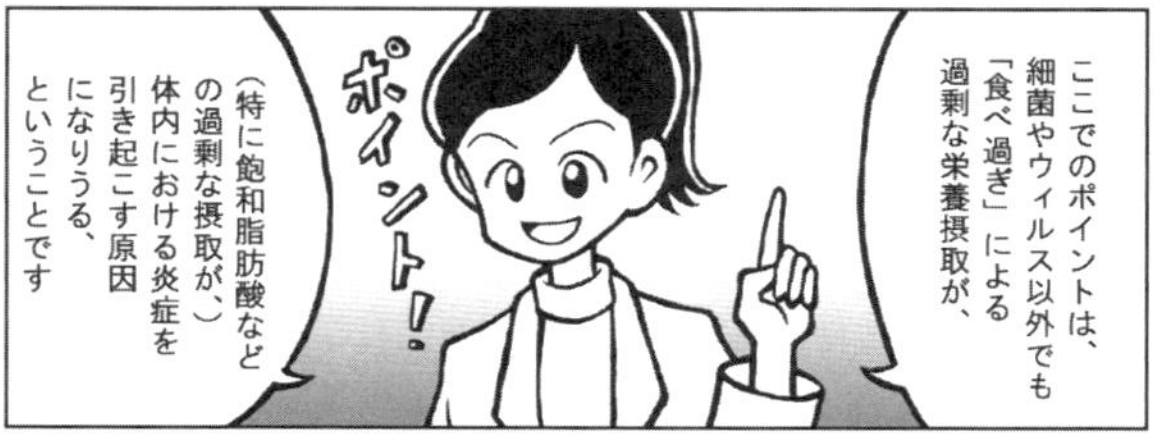
ここでのポイントは、細菌やウィルス以外でも「食べ過ぎ」による過剰な栄養摂取が、
ポイント!
（特に飽和脂肪酸などの過剰な摂取が、）体内における炎症を引き起こす原因になりうる、ということです

引き起こすことが報告されています。それは過剰な炭水化物が体内で脂肪酸に変換されるためなのです。

肝臓は過食に影響されやすい臓器であり、また大量の脂肪酸の備蓄倉庫でもあります。加えて、肝臓には刺激を受けると活性化されやすい免疫細胞が数多く存在します。このため、肝臓はわずかな刺激で反応し、傷付けられます。その結果、肝臓は腫れて炎症が起こり脂肪肝となるのです。飽和脂肪酸や炭水化物の摂り過ぎが脂肪肝を形成するのです。

このメカニズムが、単に菓子パンやケーキなどの菓子類が大好きなだけで、大した肥満もなく過食でもなく、油脂の摂取量もそれほど多くないのに、腹部エコー検査にて脂肪肝を指摘されてしまう理由となるのです。

脂質の具体的な調理法

油料理で気を付けることは、油を加熱し過ぎたり、繰り返し用いると過酸化脂質《かさんかししつ》ができてしまうことです。過酸化脂質は、動脈硬化や老化などのさまざまな弊害を人体組織や血管に与えます。それゆえ、油はもったいないと思っても一回限りの使用とし、油入れに保存しないこと、油入れを使用しないこと、煙が出るほど油を加熱しないことが重要となります。

天ぷらを揚げた後の油を油入れに保存し、その油で炒め物を作ると、知らない間に油が酸化され、過酸化脂質が体内に入ります。このため、新しく油の缶《かん》や瓶《びん》を開封した時は、酸化されないうちに、できるだけ早く使い切ることが大切です。そのためにも一週間、一カ月のおおまかな献立を立て、油を無駄なく使い切る工夫と、油の缶や瓶を密閉する習慣を身に付けることが必要です。

同じ理由により、油を使用した料理はできるだけ早く食べることが肝要で、天ぷらを多めに揚げて翌日まで置くと、油が酸化され過酸化脂質を生じてしまいます。したがって、ドーナッツやポテトフライは当日食する分のみを揚げるというひと手間が、子供の生活習慣病を予防することになります。このような観点から、袋詰《ふくろづ》めされ天日に晒《さら》された揚げ菓子や、市販のポテトチップス類、ウィンドウに長く陳列《ちんれつ》された天ぷら類や揚げ物、ドーナッツや揚げパン、インスタントラーメンやベビーラーメンなど、油を使用した市販の菓子類や揚げ麺類は良いおやつとは言いがたいのです。

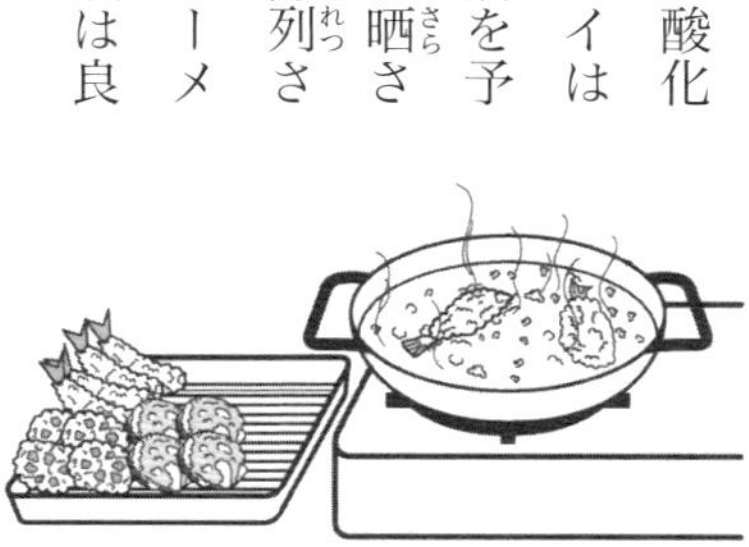

また、油揚げや厚揚げ、薩摩揚《さつまあ》げなど一度油で揚げた既製品は、油抜きなどの処理が必要です。これも天ぷらと同じで、揚げてから時間が経つと過酸化脂質に変化するので、早めの処理が必要です。

一昔前は動物性油脂を敵視し、バターはコレステロール値を上昇させ動脈硬化を促進させるため、植物性マーガリンが動脈硬化予防のための最良の代替《だいたい》食品であるとの指導がなされていました。しかし現在では、マーガリンはトランス脂肪酸を用いて人工的に合成された食品であり、アレルギーを起こしやすく発がんの危険性があると警告されています。

このマーガリンやショートニングは、多くのケーキ類や市販の菓子パン類に広く使用されているため、品物の裏側に記載してある成分表のチェックが必要です。

また以前、ラードやヘット、バターなどの動物性油脂の摂取を減少させるために、植物性油脂が奨励され、特にω6系のリノール酸を多く含む油が現在でも多く使用されています。前述した良質の油脂の選択も必要です。

アレルギー患者がまだ少なかった四〇〜五〇年前の食卓にはバターがあり、一般家庭では菜種油が多く用いられていました。私の小さい頃に、台所に置いてあった油もこの菜種油でした。また、バターは貴重品であったため、食パンに塗る量はほんの少しで、炒め物や天ぷらには菜種油が用いられていました。

ここまで菜種油が衰退した理由は、米国において生産される菜種には、心臓障害を引き起こすエルカ酸を多く含んでおり、米国内で使用禁止の措置が取られていたためと考えられます。その後、この菜種はカナダで品種改良され、遺伝子組み換えのキャノーラ品種が生産されました。一方、日本で生産される菜種はエルカ酸を含まず、遺伝子組み換えも行われていません。しかしながら、わが国における菜種の自給率はわずか〇・〇四％で、残りはカナダからの輸入に頼っています。また、菜種油の製造法としては、高温で有機溶媒のヘキサンを溶剤として用いられるものがほとんどで、この製造方法であると油は劣化を余儀なくされます。日本では、古くより低温圧搾法により作られており、この製造法で作られたものが安全で成分的にも問題がありません。難点は、この製法により作られた菜種油は通常のものより高価になることです。

日常生活における具体的な油の摂取方法としては、洋風の朝食では、パンにはマーガリンではなく少量のバターかオリーブオイルを、サラダにはしそ油やえごま油などを大さじ一杯。和風なら和え物などにしそ油やえごま油などを大さじ一杯。昼食や夕食の炒め物には国産の低温圧搾法による菜種油やオリーブ油を用います。これらの油を用いる場合には、調理の終了直前か終了後に油を使用する調理法が過酸化脂質の形成を防止します。天ぷらには菜種油が勧められます。ただし、できるだけ低い温度で揚げるようにします。

油脂の成人一日摂取量は、大さじ二〜三杯程度、あとは年齢と身長、体重、仕事量によりその摂取量を増減します。

α－リノレン酸と同じω３系の油脂には、背の青い魚に多く含まれるＥＰＡとＤＨＡがあります。いずれも血流を改善する働きがあることにより注目を浴び、健康食品としてＥＰＡのカプセルが作られましたが、近年、このＥＰＡの摂り過ぎは糖尿病を悪化させるという研究報告がなされ、加熱ムードに水を差されています。食品はできるだけ加工や濃縮を加えず、自然に摂取できるものが安心ということなのでしょう。

このＥＰＡとＤＨＡを多く含む魚料理の注意としては、魚は焼くことで約二〇％、油で揚げることにより約五〇％のＥＰＡとＤＨＡが失われます。したがって、魚の油を逃がさない蒸し料理や煮物が喪失率《そうしつりつ》が低いと考えられますが、最も喪失率の低い調理法は刺身のような生食や半生料理です。

また、魚類の摂取は膵臓《すいぞう》から分泌されるインスリン量を増加させるといわれています。

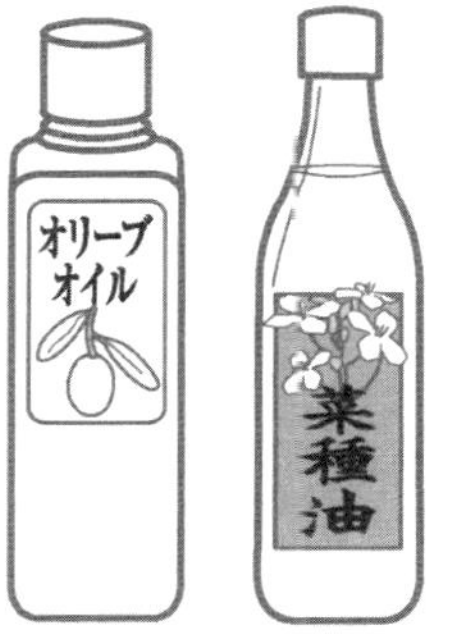

このため、食べる順序としては、野菜→魚→炭水化物の順が体に優しいとされています。

前述したように、魚のオリーブ煮込み、いわゆる「アクアパッツア」などの地中海料理を毎日食べているイタリア住民千人の健康状態について五年間、経過を見た所、認知症の発症率が平均より五四％低下したという結果が得られています。しかしＥＰＡとＤＨＡの効果もさることながら、アクアパッツアにはニンニクとトマトが使用されるため、これらの効果も無視できません。

危険視される魚類たち

ω３系の摂取を考慮すると、多くの魚介類を摂ることを勧めたいのですが、その選択が躊躇《ちゅうちょ》される報告が二〇〇五年一一月二日に厚生労働省より出されています。

その内容は、妊婦がメチル水銀濃度の高い魚介類を食べ過ぎないように呼びかけた二〇〇三年六月公表の注意事項を見直して拡大し、計一五種の魚類について注意を喚起し、再公表したものです。その中ではキダイ、マカジキなどは週二回まで、日本人が大好きなクロマグロやミナミマグロ、メバチマグロ、金目鯛など七種は週一回までの摂取に控えるように細かく指示されています。

この制限は水銀が胎児に多く蓄積され、水俣病《みなまたびょう》のような神経症状が発症することを警戒したものと考えられます。マグロや鯨などの大型の魚類の脂肪には、重金属、特に水銀が蓄積しやすい事から、マグロ、カジキ、鯨など大型の油の多い魚類、金目鯛やキンキ、アンコウなどの深海魚などは要注意であり、魚を摂取する時にはアジやイワシ、シラスなどの小型のものが無難《ぶなん》です。

自然の恵みである魚類も、健康維持のために取捨選択《しゅしゃせんたく》しなければならないこの環境の変化は、本当に悲しい状況といわざるを得ません。

元気が無くなるのは、油が切れたからという意味の「油ぎれ」という言葉に表現されるように、脂質は人間にとって重要な食品目です。油脂を切らさず摂り過ぎず、油脂の知識を応用し、調理に創意と工夫を加える知恵が必要です。

脂質の摂り方のおさらい

以上を踏まえて、健康的で安全な脂質の摂り方は次のようになります。

①動脈硬化とアレルギーを予防するための良質な油脂の選択と使用が必要で、リノー

ル酸を多く含むω6系のサフラワー油、ひまわり油、コーン油、サラダ油を減らし、ω3系のα－リノレン酸を含むえごま油、しそ油などの使用比率を上げること。

②トランス脂肪酸を含むマーガリン、ショートニングの使用を控えることと、それを原料とするパン、ケーキ、ドーナッツ、クッキー、スナック菓子、生クリームなどの摂食を控えること。特に子供にはトランス脂肪酸を摂らせないようにすること。

③生食にはえごま油、しそ油を、天ぷらや炒め物には良質な菜種油の使用が勧められる。

④過酸化脂質は動脈硬化や老化を促進させるため、油を加熱し過ぎないこと、調理に古い油を用いないこと、油を使用した料理はできるだけ早く食べ切ること、開封した油は　できる限り早く使い切ることなどが動脈硬化を予防する手立てとなる。

⑤油脂の成人一日摂取量は、大さじ二～三杯程度、あとは年齢、身長、体重、仕事量により摂取量を増減する。

⑥動脈硬化を緩和するEPAとDHA摂取のために、魚類摂取はできる限り小型のものを選択すること。特に妊婦や子供を希望する女性は大型魚類、深海魚を避けること。

⑦子供の食事も大人と同様に、肉類摂取の回数を制限し、植物性タンパク質を増やすこと。揚げる、炒めるの調理法を、なるべく煮る、蒸す、茹でるに替えること。

＊トランス脂肪酸：マーガリン、ショートニング、ファットスプレッドなどの原料となるもので、天然の植物油にはほとんど含まれず、水素を付加して硬化した部分硬化油を製造する過程で発生する人工油。マーガリンやショートニングを原料としてパン、ケーキ、ドーナッツ、クッキー、スナック菓子、生クリームなどにも含有される。このトランス脂肪酸を一定以上摂取するとＬＤＬコレステロールを増加させることが知られている。

＊プロスタグランジン：ホルモンの一種で、体内でさまざまな働きの調節を行う。

4　カロリー源として重要な炭水化物

炭水化物（糖質）は、単糖を構成成分とするすべての有機化合物の総称です。また、骨格形成、貯蔵、代謝などに広く用いられる不可欠な成分でもあります。

炭水化物は一グラム当たり約四カロリーのエネルギー源となるため、カロリー源としても重要な位置を占めています。このため、炭水化物はタンパク質、脂質と並んで三大栄養素と称されています。

炭水化物は、単糖類、多糖類に分類されますが、通常は多糖類であるデンプンを多く含みます。また、脂質（一グラム当たり約九カロリーのエネルギー源）と比較して、エネルギー量は少ないものの、厚生労働省・農林水産省決定フードガイド（仮称）による食生活指針では、炭水化物が多く含まれる食品を日本の主食としています。

人が米飯や麺類、パンなどの炭水化物を食べると、最終的に単糖類（グルコース）まで分解され、腸管から吸収されます。吸収された栄養素は、門脈を通過し、体内で代謝やエネルギー源として使用されますが、余ったグルコースはグリコーゲンとして肝臓や筋肉に貯蔵されます。

人間の脳細胞は、低血糖と低酸素にて致命的な障害を受けるため、また低血糖による活動の低下を防止するために、血糖を降下させるホルモンはインスリンの一種のみとし、他はいずれも血糖を上昇させるという低血糖防止のバリアが、幾重《いくえ》にも張りめぐらされています。このバリアの構築は、人類の歴史が飢餓《きが》との戦いであったことを物語っています。

すなわち、エネルギー源となるグルコースは、体内の調整作用（ホメオスタシス）により体内濃度が調整されています。その調整は、膵臓のβ細胞から分泌され、体内で唯一血糖を下げるホルモンであるインスリンと、血糖上昇作用を有する膵臓のα細胞から分泌されるグルカゴン、同じく血糖上昇を司《つかさど》る副腎皮質から分泌

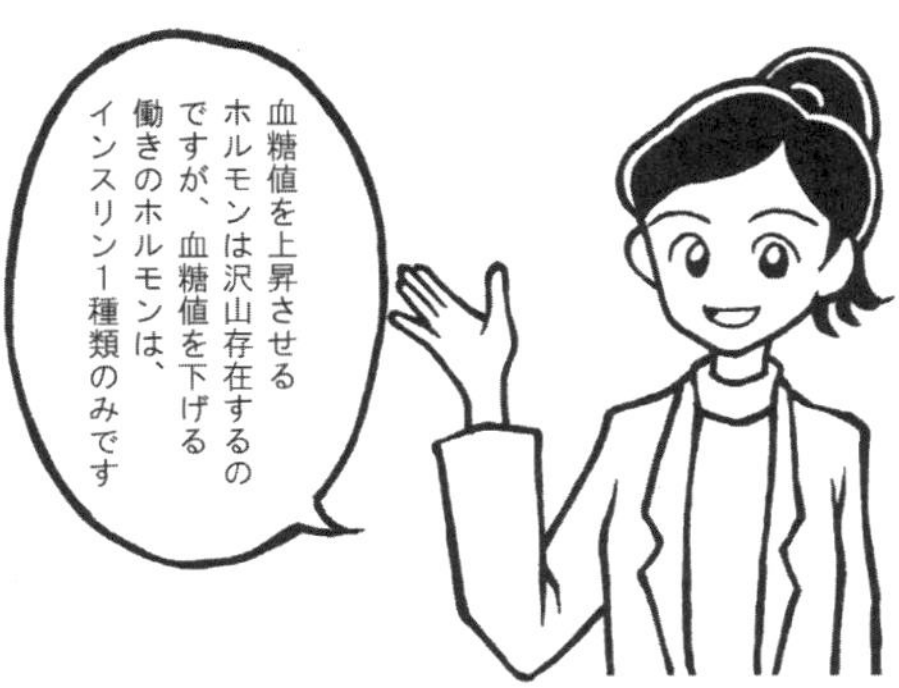
血糖値を上昇させるホルモンは沢山存在するのですが、血糖値を下げる働きのホルモンは、インスリン1種類のみです

されるコーチゾール、また血糖上昇の作用も有する成長ホルモン、副腎髄質から分泌され血圧と血糖上昇の働きを持つカテコーラミンなどによって行われます。

インスリン
←（血糖を下げる）
血糖調整
→（血糖を上げる）
グルカゴン、コーチゾール、成長ホルモン、カテコーラミン

また生体が低血糖とならないために、脳は血糖の低下に伴い、空腹感（飢餓《きが》感）の指令を出し、血糖値を上昇させるために食物を摂るように促《うなが》します。私たちが揚げ物（油）や甘い菓子（糖質）を美味しいと感じるのは、いずれもカロリー源となり、血糖値を上げるために他なりません。そのように脳にインプットされているのです。そしてこの油や糖質の摂取時に感じる充足感や幸福感が、肥満の大敵となるのです。

最近では、ダイエット目的、あるいは肉体美の早期形成のために、野菜とタンパク質の

みで、炭水化物ゼロの食事がメディアを賑《にぎ》わせていますが、主体となるカロリー源としては、少なくとも総カロリーの四五〜五五％を糖質から摂取することが勧められています。

その理由は、脳が一日当たりの燃料として、約一〇〇グラムのグルコースを必要としており、それ以外の組織でも一日当たり約五〇グラムのグルコースを消費しているからに他なりません。

米国における成人の一日平均エネルギー必要量は、男性で二六〇〇キロカロリー、女性では一九〇〇キロカロリー。日本における標準的な男性の平均エネルギー必要量は二二〇〇〜二五五〇キロカロリー、女性は一七〇〇〜二〇〇〇キロカロリーとされていますが、日本人の食事摂取基準（二〇一〇年）によれば、人が一日に必要とする炭水化物は総エネルギー必要量の五〇〜七〇％、あるいは六〇％を目標にすべきとされています。

全粒穀物の利点

全粒穀物とは玄米や粟《あわ》、稗《ひえ》、小麦全粒粉などのように精製していない穀類を指します。あまり認識されてはいませんが、炭水化物の代表格である米飯、パン、麺類などにもタンパク質やミネラル、ビタミンが含まれています。米飯（精白米）と玄米一〇〇グラム中の

	玄米	精白米
炭水化物	34.4 g	36.1 g
タンパク質	4.2 g	3.5 g
脂質	1.0 g	0.3 g
カリウム	95mg	29mg
リン	130mg	34mg
マグネシウム	49mg	7mg
カルシウム	7mg	3mg
ナトリウム	1mg	1mg
亜鉛	0.8mg	0.6mg
鉄	0.12mg	0.1mg
V.E.	0.5mg	—
$V.B_1$	0.41mg	0.02mg
$V.B_2$	0.04mg	0.02mg
$V.B_6$	0.21mg	0.02mg
ナイアシン	2.9mg	—
葉酸	10μg	—
パントテン酸	0.65mg	—

玄米と精白米　100g 当たりの栄養素量

各栄養素の量を上に示しました。それによると、精白米と比較して脱穀しない玄米の栄養含有率が高くなっています。この他にも、全粒穀物にはマンガン、セレンなどのミネラル類の他に、精神安定の働きがあるイノシトールを含んでいます。

全粒穀物に含まれる胚芽《はいが》や糠《ぬか》は現代においては見捨てられがちですが、玄米はよく咀嚼《そしゃく》しなければ消化できないという欠点があるため、せめて白米は胚芽米に、胚芽米は七分搗き米に、七分搗き米は五分搗き米にと、ミネラル摂取のために少しでも糠が付いているお米を主食とすることが勧められます。また、白米に平麦《ひらむぎ》や雑穀を一～二割混ぜて食べるのも効果的で、パンならば全粒粉パンに替えることにより、さまざまな栄養素を摂取しやすくなります。

特殊な食べ物でなく毎日食べるものを工夫する。このような身近な改善が、最も基本的な栄養対策と考えられます。

グリセミックインデックスとは

炭水化物はその品目、形状、加工程度などにより消化・吸収時間が異なり、それに伴い血糖値が上昇する時間も異なります。これを表したものがグリセミックインデックスです。すなわち、グリセミックインデックスとは、摂取した食品目がどの程度、血糖値を上昇させやすいのかを表したものであり、糖尿病患者さんが糖質や果物、穀類などを摂取する際に、これを参考に、できるだけ急激に血糖値を上昇させない品目を選択させる指標となるもので表6に示しました。

表には%が表示されていますが、これは摂取した食品目が血糖値を上昇させる速さを表しており、この数字が大きければ大きいほど、血糖値が急激に上昇することを意味します。

表6．炭水化物のグリセミックインデックスとインスリン分泌誘発速度

100% 以上	砂糖，もち，フランスパン，コーンフレークス，マッシュポテト
100%	漂白食パン，うどん，そうめん，冷やむぎ，じゃがいも
80 ~ 100%	米飯（白米），トウモロコシ，バナナ，南洋果物，アイスクリーム（低脂肪）
50 ~ 80%	パスタ類，オレンジ（ジュースでないもの），グリーンピース
30 ~ 50%	大麦，オートミール，リンゴ，桃，牛乳，ヨーグルト
30% 以下	米飯（玄米），大豆，ピーナッツ（クリーム状でないもの），プラム，グレープフルーツ

そのように理解して表を見ると、同じ炭水化物（デンプン類）でも急激に血糖値を上昇させるものと、ゆるやかに血糖値を上昇させるものがあることに気が付きます。

一般的に、穀類を粉状にしてから改めて成形したもの、例えば、餅、パン、うどん、そうめんなどは血糖値を上げやすく、米飯やスパゲティーなどは比較的緩《ゆる》やかな上昇を保っています。

米飯は粒状《りゅうじょう》であり、咀嚼《そしゃく》によっても餅のように完全な糊《のり》状とならないために、消化に時間が費やされ、血糖上昇時間が遅れます。またスパゲティーは、一旦《いったん》は粉状になってはいるものの、完成までの乾燥時間が長く、粉状の小麦が分離しにくいため消化に時間が掛かり、血糖上昇の時間が遅れます。このような結果により糖尿病患者の主食は、パンや麺類ではなく米飯が推奨されるのです。

砂糖は最も早く急激に血糖値を上昇させ、玄米や大豆などはゆるやかに血糖値を上昇させます。糖尿病を予防する意味でも、ゆっくりと血糖値を上げる食品を摂ることが勧められるのです。

血糖値を急激に上昇させてはいけない理由は、それに呼応して急激な膵臓からのインスリン分泌を促進させるためで、この急激なインスリン分泌は、いち早く血糖値を正常範囲に戻そうと働きます。このため、急激な頻回の血糖上昇は、膵臓が疲弊《ひへい》する結果を招き、終《つい》には膵臓からのインスリン分泌量の減少を来《きた》すようになります。この状態が糖尿病なのです。

もうすでに糖尿病になっている患者さんは、さらなる負荷を膵臓にかけないために、急激に血糖値を上昇しない食品目を選択し、膵臓の機能が低下しないよう気を付ける必要があるのです。

糖尿病は小児期からも発症し、生活習慣と無関係な1型糖尿病と、生活習慣や環境因子が関与する2型糖尿病があります。

日本における糖尿病患者のほとんどはこの2型糖尿病であり、このタイプはカロリー過剰の食事と間食、アルコールの多飲、運動不足などの生活習慣が発症に関連し、さらに遺伝子の関与が重要視されています。

二〇一一年、理化学研究所は東アジア人の2型糖尿病の発症に関わる遺伝子領域同定を目的とした共同プロジェクト（AGEN－T2D）に参加し、2型糖尿病の発症に関わる八種の新たな遺伝子領域を発見したと報告しました。

民族や人種によって糖尿病を惹起《じゃっき》させる仕組みは異なり、日本人を含む東アジアの糖尿病患者の特徴は、欧米人の患者と比較して、肥満の程度は軽く、また、欧米人に顕著《けんちょ》な糖尿病のタイプであるインスリンの働きが悪い「インスリン抵抗性」ではなく、東アジア人のそれは、インスリン分泌が低下する「インスリン分泌低下」が多いとされています。したがって、グリセミックインデックスの理解と調理への応用が必要となるのです。

平成二四年における国民健康・栄養調査によれば、糖尿病の治療を受けている患者さんは九五〇万人。糖尿病の可能性が否定できない方は一一〇〇万人で、合計二〇五〇万人が糖尿病と推定されています。日本の人口は一億二七二九万八〇〇〇人（平成二五年一〇月統計）なので、日本人の約七人に一人が糖尿病ということになります。この疾患は年々増加の一途《いっと》を辿《たど》っており、二〇三〇年までには、日本を含む東アジアの患者数は一億九〇〇〇万人に達すると予想されています。

砂糖の弊害について

糖尿病患者に限らず、砂糖は血糖値を最も急激に上昇させるため、これを多く使用する菓子類や、ジュース、スポーツ飲料などの糖質の飲料を多食・多飲することは勧められません。この理由は、前述したように日本人は「インスリン分泌低下」の遺伝子を持つ人が多いためで、肉親の糖尿病患者の存在は、本人も糖尿病を発症しやすい遺伝子を持つ可能性を示唆します。医師が菓子パンやケーキ、飴《あめ》、チョコレートなどの糖度の高い間食、そしてアルコール類を制限するのは、単にカロリーのみの問題ではなく、膵臓への負担が増加するためなのです。

砂糖は炭水化物以外の栄養素がほとんど含まれていません。同じ炭水化物であっても米飯や麺類などとはこの点で全く異なっています。また、砂糖の主成分である蔗《しょ》糖《とう》は、糖類の中でも齲歯《うし》のリスクが高いこと、砂糖を多く用いる食品は、肥満を起こしやすいことが知られています。齲歯や肥満の予防のために、調理に砂糖を控えることに加えて、子供の間食にも砂糖制限を加えねばなりません。

砂糖の摂取量は全エネルギーの一〇%未満にすべきと

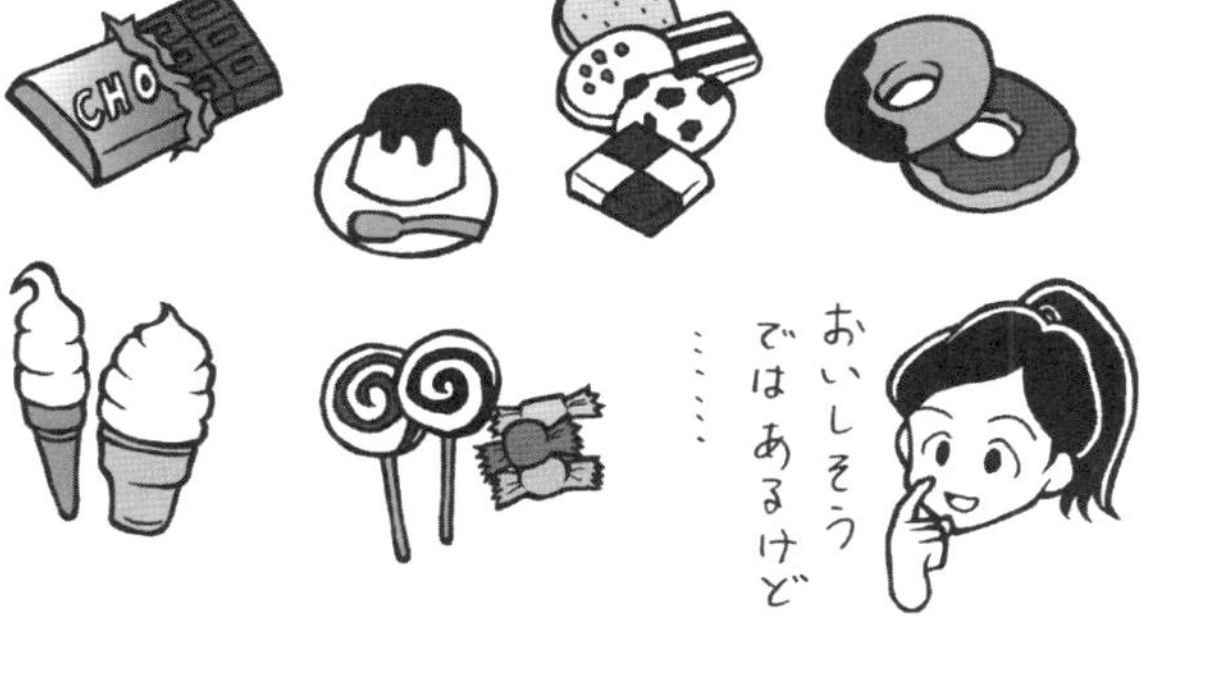

WHO／FAOレポートに記載されています。しかしこの量は体格・骨格共に大きな欧米人に対する値であり、私たち日本人の小さな体には、より制限される必要があると考えています。何よりも気がかりなのは、砂糖摂取の急激な血糖上昇により、体液バランスが変化することであり、それに対応するリスクが増加することです。

人工甘味料の影響

甘い物を食べたいという願望は、女性だけでなく誰もが感じますが、特に医師から厳重に甘味料を制限されている糖尿病患者さんの甘味料に対する期待は、切望に近いものがあります。このようにカロリー源とならない甘味料を求める要望に応《こた》えて開発されたのが人工甘味料です。

人工甘味料は私たちの生活を激変させました。コーヒーや紅茶に入れる砂糖代わりの甘味料として、またジャム、果物の缶詰《かんづめ》、多くの菓子類、チューインガム、その他、調理の甘味料として生活に深く浸透しました。世の中には甘い物は食べたいが太りたくない、あるいは血糖値を上昇させたくないと考えている人が多いためです。

私は以前より人工甘味料について疑義感《ぎぎかん》を抱いていました。それはかつて糖尿病患者に用いられていた甘味料チクロが禁止されるに及び、より一層その感が強くなりました。したがって患者さんの食事指導では、人工甘味料の使用は好ましくないと指導していたのですが、その根拠となる証拠、すなわち人工甘味料が何らかの弊害《へいがい》をもたらすという研究結果が見当らなかったために、説得性に欠けた指導しかできませんでした。

しかし最近、イスラエルの研究チームが人工甘味料であるアスパルテーム、スクラロース、サッカリンのいずれかを、一〇週齢《れい》のマウスに毎日与えた所、投与後一一週目の血糖値が異常に高くなり、マウスの身体組織が、血液からブドウ糖を吸収することが困難になっていることを報告したのです。身体組織へのブドウ糖の取り込みが悪くなるこの状態を「ブドウ糖耐性」と呼びますが、このブドウ糖耐性は引き続き糖尿病や肝疾患、心臓疾患のリスクを高めることが知られています。糖尿病を回避できると考えられていた人工甘味料が、実は糖尿病を発症させたり、悪化させる因子である可能性が証明されたのです。

倹約因子《けんやくいんし》（肥満因子）の成り立ち

かつて人類は飢餓《きが》との戦いの歴史の中で、倹約因子という遺伝子を獲得しました。この因子により、質素な食事でも低血糖を起こさない体質を作り上げたのです。そしてこの倹約因子の保有率は、日本人に特に多いとされています。白人と比較して大量にカロリーを摂取しているわけでもないのに簡単に肥満になるのは、この倹約因子に由来すると考えられています。

倹約遺伝子の出現は、およそ一六〇〇万年前、初期人類の祖先と考えられるヨーロッパ類人猿の、尿酸を分解するウリカーゼ（尿酸酸化酵素）遺伝子が、当時の気候の寒冷化により、食料の果実が不足したことに対応して変異しました。

これにより人類は果糖を脂肪に変換しやすくなり、飢餓を生き延びたとされています。しかし、この変異により、尿酸を分解することができなくなったため、飢餓からは生き延《の》びたのですが、飽食《ほうしょく》の時代に入ると、その変異が災《わざわ》いし、肥満や糖尿病の増加に苦しむようになったのです。

わが国では質素な食事で二〇〇〇年近く、先祖が纏綿《てんめん》として培《つちか》ってきたこのような体質は、本人一代や親子二代では変わりません。自己の体質を知り、それに見合う自己管理が大切と考えます。

糖質の摂り方のおさらい

以上を踏まえて、糖質の過剰摂取を防止し健康的な糖質の摂り方は次のようになります。

①人が一日に必要とする炭水化物は、総エネルギー必要量の五〇〜七〇％、あるいは六〇％を目標にすべきとされる。また、治療目的以外の糖質〇％は、脳や体組織に悪影響を与えるので注意を。

②白米より糠の付いた五分搗き、七分搗き、あるいは全粒粉で作ったパンやシリアルなどの摂取が、自然の栄養源となる。

③糖尿病の予防、悪化防止のために、グリセミックインデックス表によるゆるやかに血糖値を上昇させる炭水化物を選択すること。

④砂糖、特に蔗糖《しょとう》は、急激に血糖値を上昇させ糖尿病の悪化要因となる。間食や調理にでき得る限り制限を加えること。

⑤人工甘味料は糖尿病を発症、悪化させる可能性があるため、その使用を控えること。

5　生理作用を司るビタミン

私がビタミン剤を初めて使用したのは、結核で自宅療養中の時でした。ストレプトマイシンの注射以外に抗結核薬であるイソジアニドという薬を服用しており、この薬の副作用を予防するために、ピリドキサール（VB_6）という薬が処方されていました。

また、私の父は三〇代後半の時に原因不明の胸痛発作を起こして寝込み、再起不能と噂《うわさ》されましたが、当時、京都大学の第三内科の教授であった前川孫三郎先生にビタミン不足と診断され、VB剤の投与を受けて劇的に改善した病歴を持っていました。以降、父は六八歳で亡くなるまでVB剤の服薬を続けており、食後に必ずペルサンチン*とノイロビタン*を服用するのですが、心臓の薬はともかく、ピンク色のビタミン剤を朝夕大事そうに飲む様子は、少しおかしくもあり、どうしてそんなに大事そうにビタミン剤を飲むのと揶《や》揄《ゆ》すると、これはわしの命綱《いのちづな》だと真面目《まじめ》な顔で答えたのが非常に印象的でした。

私が中学生の頃、抗結核薬の副作用を予防したのはVB_6でした。また、三〇代の頃の発疹《ほっしん》に因《よ》る顔面と体中のシミを消したのはビタミンCとビタミンEでした。さらに、更年期に父と同じような胸痛発作を起こした時に役立ったのはビタミンB剤でした。これらの事象により、私はビタミンに興味を持ち、その作用を調べるようになりました。そして、ビタミンには実に多くの種類があり、人のみならず動物にとっても必要不可欠な物質であることを理解したのです。

ビタミンの種類と性質

ビタミンは生物の生存と生育に必須の栄養素であり、生理作用を円滑《えんかつ》に行う有機化合物です。最初に発見されたビタミンはVB_1（チアミン）であり、当時、国民病といわれ怖《おそ》れられていた脚気《かっけ》を、予防かつ治療する物質として一九一〇年、鈴木梅太郎博士により発見されました。

ビタミンはその性質から、大きく水溶性ビタミンと脂溶性ビタミン、そしてビタミン様物質の三種に分類されます。水溶性ビタミンとは言葉の通り水に溶けやすいビタミンであり、ビタミンＢ（ＶＢ）群とビタミンＣ（ＶＣ）が含まれます。また、脂溶性ビタミンは油に溶けやすい性質を持ったビタミンであり、ビタミンA（VA）・ビタミンE（VE）・ビタミンD（VD）・ビタミンK（VK）が含まれます。
ビタミン様物質とは歴史的にビタミンと考えられていたのですが、現在のビタミンの定義に当てはまらないものや、他のビタミンと重複しているもの、正確な化学物質名が不明なものなどが含まれており、イノシトール、コリン、ユビキノン、アミダグリン、葉酸などが含まれます。

原則的に、人はこれらのビタミンをすべて、口から摂取しなければなりません。もし、食事に偏りが生じ、何らかのビタミンの欠乏状態が起こると、その欠乏するビタミンによりさまざまな症状が出現します。

ビタミン不足が起こると

かつて脚気《かっけ》*は「江戸患《わずら》い」と呼ばれ、死に病《やまい》として恐れられていました。参勤交代で江戸詰《づ》めになった武士が、美味しい（彼らはきっとそう感じたでしょう）精米された米飯を食べるようになったため、玄米や雑穀の糠《ぬか》に含まれているVB_1の摂取が減少し、脚気を発症したのです。裕福ではない下級武士は、VB_1を多く含む副菜をあまり食べることができませんでした。その結果、病状は悪化し終《つい》には死に至ることもありました。幸いにも病が重症化する前に江戸から離れ帰藩《きはん》できた者は、元の食事に戻ることにより、徐々に回復したと考えられます。しかし当時は、なぜこの病が起きるのかわかりませんでした。わかっていたことはただ一つ、江戸詰めになった下級武士にも発症しやすいという事実のみでした。

これと同じようなことが五〇年ほど前にも起こりました。チキンラーメンが登場し、一般家庭で食べられるようになった頃、大学生の間で奇病とされる症状が散見されるようになったのです。それは全身倦怠感《けんたいかん》、動悸《どうき》や浮腫《ふしゅ》などの症状を呈《てい》しましたが、若い医師たちには診断できず、新しい原因不明の疾患ではないのかという論争が起きました。しかし老齢の医師が患者を診察して、あ、これは脚気《かっけ》だと診断し、患者はビタミンB_1剤投与でめでたく完治したといいます。脚気という病名がもはや死語《しご》となっていた時代のことであり、戦争前後の栄養不良の時代を知らない若い医師たちにとっては、診《み》たことも治療したこともないまさに奇病であったのです。

その後、どうして若い大学生たちが脚気になったのかという原因が究明されたのですが、何とその原因がチキンラーメン。お金のない苦学生が、安価で簡単に作れるチキンラーメンばかりを食べ続け、VB1不足を起こしたのです。

丼鉢《どんぶりばち》の中に、何もトッピングされていない湯気の立つインスタントラーメンが、テレビ画面に大きく放映されているチキンラーメンの宣伝により、このような社会現象が起こったと指摘されたため、栄養摂取の啓発《けいはつ》のために、それ以降のインスタントラーメンの広告には必ず卵やなると、あるいは焼き豚や野菜類などのトッピングが、ラーメンの上に付け加えられるようになりました。嘘《うそ》のような本当の話ですが、この後、新しい脚気の患者が多発したという話は聞いていてはいません。

また、壊血病《かいけつびょう》*はビタミンC（VC）の欠乏により起こりますが、この病気は長期航海者に発症しやすいことが知られていました。長い航海では新鮮な野菜や果物の長期保存が効きません。長期航海の老練な船乗りは、船積みされていたビールを飲用することにより壊血病を予防していたといいます。いやひょっとしたら当初は、長い航海を持《も》て余《あま》し、単に憂《う》さ晴《ば》らしをする目的で、ビールを積み荷に加え飲んでいただけかもしれませんが、飲んだくれの船乗りは壊血病になりませんでした。ビールが飲料水と共に船に積み込まれたのは、水の長期保存は困難ですが、ビールは発酵《はっこう》食品なので、水より長期保存が可能であったためとも考えられます。

ビールが壊血病を防いだ理由は、現在のビール飲用ではＶＣの摂取は望めませんが、昔のビールは加熱殺菌をしていなかったため、微量のＶＣが含まれていたためでした。このようなわけで、荒くれ者の船乗りにはビールが付き物なのです。

壊血病は無気力、歯茎《はぐき》の出血、四肢《しし》の紫斑《しはん》と浮腫などの症状を呈《てい》し、重症では死に至ります。かつてイギリス海軍は海軍兵に多発する壊血病に業《ごう》を煮《に》やしていました。この治療方法を模索《もさく》したイギリス海軍医ジェームズ・リンドは、一七四七年に柑橘類《かんきつるい》を使用した壊血病治療のための初めての臨床実験を行いました。彼はこの実験でオレンジとレモンが治療に最も効果があったと記録していますが、保守的な海軍はこの実験結果を重要視せず、採用されたのは実験から実に四〇年後であったといいます。しかし壊血病の原因は不明のままでした。

この壊血病の原因を究明したのは、ハンガリーの科学者ルベルト・セント＝ジェルジでした。彼は一九二七年にレモン果汁に含まれる抗壊血病成分を単離し、ヘキスロン酸と名付けました。この名称は後にアスコルビン酸（ＶＣの別名）と呼ばれるようになり、彼はこの功績で一九三七年にノーベル賞を受賞したのです。

ＶＣはほとんどのほ乳類の体内で合成することができますが、ヒトやサル、モルモットなどは体内合成ができません。したがって、必ず外部から何らかの形で摂らなければなりません。昔、猫を飼っていた時、どうして野菜類や果物類には見向きもしないのか不思議に思っていたのですが、猫はVCを体内で合成できると聞いて、人間より高度な能力を持っているのだと驚いたものです。各ビタミン不足により発症する症状を表7に示しました。

各ビタミンを含む食品

基本的に炭水化物やタンパク

表7．ビタミン欠乏の主要臨床症状

栄養素	臨床所見
ビタミンB_1（チアミン）	神経障害，筋力低下と萎縮，心肥大，浮腫，眼筋麻痺，作話，脚気
ビタミンB_2（リボフラビン）	紅色舌，口角炎，脂漏症，口角症
ビタミンB_3（ナイアシン）	ペラグラ，日光暴露部の色素沈着を伴う発疹，鮮赤色舌，下痢，無気力，記憶障害
ビタミンB_6	脂漏症，舌炎，痙攣，神経障害，うつ，錯乱，小球性貧血
葉酸	萎縮性舌炎，うつ，巨赤芽球性貧血，ホモシスティン増加
ビタミンB_{12}	振動覚と位置覚の消失，歩行困難，巨赤芽球性貧血，認知症，白髪，インポテンス
ビタミンC	点状出血，斑状出血，よじれ毛，歯肉の炎症と出血，疲労感，関節液貯留，創傷治療遅延
ビタミンA	夜盲症，眼球乾燥症，角膜軟化症，失明，胎児発育不全，免疫機能異常
ビタミンD	骨格異常，下肢の湾曲，くる病，骨軟化症
ビタミンE	末梢性神経障害，骨格筋萎縮，網膜症，脊髄小脳失調症
ビタミンK	出血，新生児の消化管出血・皮下出血・頭蓋内出血など

（『ハリソン内科学』より）

質の摂取に加えて、新鮮な野菜や果物などをバランス良く摂っていれば、取り立ててビタミン不足が起こることはありません。しかし激しい運動や病気、あるいは老化や強いストレスなどに伴って、必要なビタミン量は増加し、通常量では不足するようになります。特に猛暑の夏には代謝が亢進《こうしん》し、体内のビタミン消費も増大します。

どうしても食事で補《おぎな》いきれない場合には、サプリメントを使用する手段がありますが、サプリメントの使用が食事を代行するものではありません。主なビタミン類とビタミン様物質を挙げ、その役割と何に多く含まれているのかを次頁の表8に示しました。

日本人のビタミンAとビタミンCに対する充足率は非常に高いのですが、ビタミンB群、特にビタミンB$_6$の充足率は低いとされています。ビタミンB$_6$を多く含む食品には全粒穀物、酵母、レバー、魚介類、豆類、粉乳、卵などがありますが、レバーや卵などの過食はどうしても動物性タンパク質過多となるため、ビール酵母や豆類を摂ることが勧められます。

ビタミン様物質は表に記載したもの以外にもありますが、この表ではごく一般的なものを挙げました。イノシトールは糠や胚芽にも含まれており、更年期における神経症状の安定にも役立つとされています。また、ビタミンQ（ユビキノン）は、コエンザイムQ一〇

表8．ビタミンの働きと多く含まれる食品

分類	ビタミン名（別名）	主な働き	多く含まれる食品
水溶性ビタミン	ビタミンB_1 （チアミン）	細胞の成長と修復を促す．神経組織，筋肉，心臓の働きに必要．	豚肉，鰻，鯉，ナッツ，玄米，そば，胚芽米
	ビタミンB_2 （リボフラビン）	脂肪酸の分解やタンパク質合成．過酸化脂質の分解．コレステロール合成．ホルモン調整．	レバー，鰻，さば，牛乳，子持ちかれい，ウズラ卵，いわし，サンマ
	ビタミンB_3 （ナイアシン）	皮膚の機能を正常に保つ．糖質・脂質・蛋白代謝に必要．	かつお，まぐろ，いわし，さば，さわら，鮭，そば
	ビタミンB_5 （パントテン酸）	エネルギーの生産，コーチゾールやホルモンの生産を促す．	玄米，メロン，アボガド，ひまわりの種，牛乳
	ビタミンB_6 （ピリドキサール）	アミノ酸，タンパク質の合成と分解．エネルギーの生産に関与．	かつお，鶏胸肉，マグロ，バナナ，ひまわりの種
	ビタミンB_9 （葉酸，ビタミンM）	赤血球の形成に関与．細胞の新生，増殖に関与．抗体産生．	レバー，きな粉，ほうれん草，いんげん，甘藷
	ビタミンB_{12} （シアノコバラミン）	血球・上皮・神経系に重要．糖質，脂質，タンパク質の代謝．	かき，ホッキ貝，レバー，あさり，さんま，帆立貝
	ビタミンC （アスコルビン酸）	コラーゲン生合成，抗酸化作用，細胞，組織，神経系，骨の生成．毛細血管の形成と維持．	パプリカ，アセロラ，グアバ，ゴーヤ，パセリ，ブロッコリー，キャベツ
脂溶性ビタミン	ビタミンA （β－カロチン）	視覚色素を形成し，視力を保つ．粘膜を強化し感染を防止する．	鰻，レバー，鮟鱇《あんこう》，人参，銀ダラ，小松菜
	ビタミンD （コレカルシフェロール）	Caとリン代謝に関与．骨軟化，骨粗鬆症を防ぐ．細胞の正常な成長と分化を促す．	鮭，鮟鱇，きくらげ，鰻，家鴨，かつお，かれい，いさき，むつ
	ビタミンE （トコフエロール）	抗酸化作用，細胞の再生．老化防止．ステロイドホルモン生成．	アーモンド，鮟鱇，ヘーゼルナッツ，鰻，鮎
	ビタミンK （フイロキノン）	血液凝固作用，エネルギー代謝に関与．骨形成に関与．	納豆，キャベツ，明日葉，ひじき，小松菜

分類	ビタミン名（別名）	主な働き	多く含まれる食品
ビタミン様物質	ビタミンB_H（イノシトール）	神経系・筋肉に関与．脱毛を予防．脂質代謝に関与．	オレンジジュース，糠，メロン，オートミール
	ビタミンB_P（コリン）	レシチンとして神経細胞を形成．動脈硬化を予防．肝・腎に働く．	卵，レバー，大豆，豆腐，オートミール，ささげ
	ビタミンP（フラボノイド）	抗酸化作用，抗炎症・抗アレルギー・抗ガン・抗ウイルス作用．	柑橘類，野菜，いちご，そば，あんず，ピーマン
	ビタミンQ（ユビキノン）	生体エネルギーを高める．代謝を亢進し，脱毛や老化を防ぐ．	鰯，さば，鮟鱇，あじ，牛肉，豚肉，鳥ささみ
	ビタミンU（キャベジン）	細胞分裂を促進．タンパク合成を促進．組織修復作用．	キャベツ，パセリ，牛乳，セロリ，レタス，卵

という名称で一般販売されている成分です。さらに、ビタミンPには毛細血管を強化する働きがありますが、これは柑橘類の実ではなく皮の白い部分に多く含まれています。

摂取の方法としては、マーマレードのように柑橘類の皮の甘煮を食べる方法が効率的とされます。マーマレードは咳《せき》を軽減し、胃腸の働きを是正する陳皮《ちんぴ》*と似た働きを持っています。このマーマレードはイギリス発祥と長らく思っていたのですが、マーマレードという名称はポルトガル語でカリンを指すmarumeloから来ており、このジャムが一五世紀にイギリスに伝わったといいます。このためヨーロッパでは、マーマレードはあらゆる種類のジャムを意味するのですが、イギリスのみがマーマレードに柑橘類のジャムと限定しているようです。

調理で気を付けること

調理で気を付けることは、ＶＢ、ＶＣなどの水溶性ビタミンは加熱により失われやすいことです。ブロッコリーや小松菜を茹《ゆ》でるとＶＣの含有量は半減します。しかしブロッコリーを短時間、電子レンジで加熱処理をしたものは、茹でた物よりＶＣ含有量が一・九倍多いという実験報告があります。小松菜を生で冷凍し解凍して作ったお浸《ひた》しは、茹でた物よりＶＣ含有量が多く、また、パプリカはピクルスにしてできるだけ早く食べるとＶＣの喪失《そうしつ》が少ないようです。キャベツなどを薄切りにし軽く塩を振り、刻み大葉と和えたサラダのように、できるかぎり生で、あるいは加熱時間を短くすることで、ＶＣの摂取量を増やします。じゃがいもやサツマイモのようにデンプンを含む品目は、加熱してもＶＣを失うことは少ないのですが、これら芋類も細かく賽《さい》の目《め》切りをすると、それを茹でることによりＶＣが溶け出してしまいます。

ＶＣを多く含む食品は、空腹時より食後に摂取した方が体内での喪失率が低くなります。それは、ＶＣがゆっくりと吸収されることにより排泄《はいせつ》量が少なくなるためで、このような理由により、VCのサプリメントも食後摂取が勧められます。

ビタミンの摂り方のおさらい

以上を踏まえて、効率的なビタミンの摂り方は次のようになります。

①ビタミンは生物の生存と生育に必須の栄養素であり、生理作用を円滑《えんかつ》に行う有機化合物である。各ビタミンの働きを理解し、バランス良く摂取する必要がある。

②日本人のビタミンAとビタミンCに対する充足率は高いが、ビタミンB_6の充足率は低いため、全粒穀物　酵母、レバー、魚介類、豆類、粉乳、卵などを摂取すること。

③ビタミンB、ビタミンCなどの水溶性ビタミンは、加熱により失われやすいため、調理法や摂取法に工夫が必要である。

＊ペルサンチン：虚血性心疾患の薬。抗血小板凝集作用を持つ。

＊ノイロビタン：ビタミンBの合剤（VB_1、B_2、B_6、B_{12}を含む）。

＊脚気：VB_1の欠乏症。摂取不足、アルコール依存、がんなどの慢性疾患で起こる。初発症状は食欲不振や短期記憶力の減退。脚気症状が起こると頻脈、全身倦怠感、末梢浮腫、心肥大、心不全、末梢神経障害

等を惹起する。

＊壊血病：ビタミンCの欠乏症。アルコール依存、ＶＣ摂取の少ない高齢者に起こり易い。点状出血、斑状出血、よじれ毛、歯肉の炎症と出血、疲労感、創傷治癒遅延、関節液貯留、貧血、心膜腔出血、副腎出血等を惹起する。

＊陳皮：みかんの皮を乾燥した生薬。鎮咳、去痰、発汗、健胃剤として用いる。

6　バランスを取り合うミネラル

ミネラルも人体にとって必要不可欠な物質です。人体に必要な栄養素のうち、炭水化物、タンパク質、脂質は体を動かすエネルギー源、例えばガソリンに例えられるものですが、ビタミン類やミネラル類は体の代謝を助ける補酵素《ほこうそ》の働きをするもの、すなわち車のエンジン内を循環するエンジンオイル、あるいはエンジンの過熱を防ぐ循環水に相当します。

近年、骨粗鬆症に対するカルシウム（Ca）や、免疫力低下に対する亜鉛（Zn）の必要性がテレビなどで広告宣伝されるようになりました。しかしミネラルは水溶性ビタミンのように多く摂ればよいというものではなく、数多くのミネラル類同士がバランスを取り合いお互いに影響し合っているため、特定のミネラルのみを過剰に摂取すると、体内に蓄積《ちくせき》され弊害《へいがい》となる性質を持っています。

したがってミネラルの摂取は過剰でも過小でも人体に悪影響を及ぼします。しかし市販

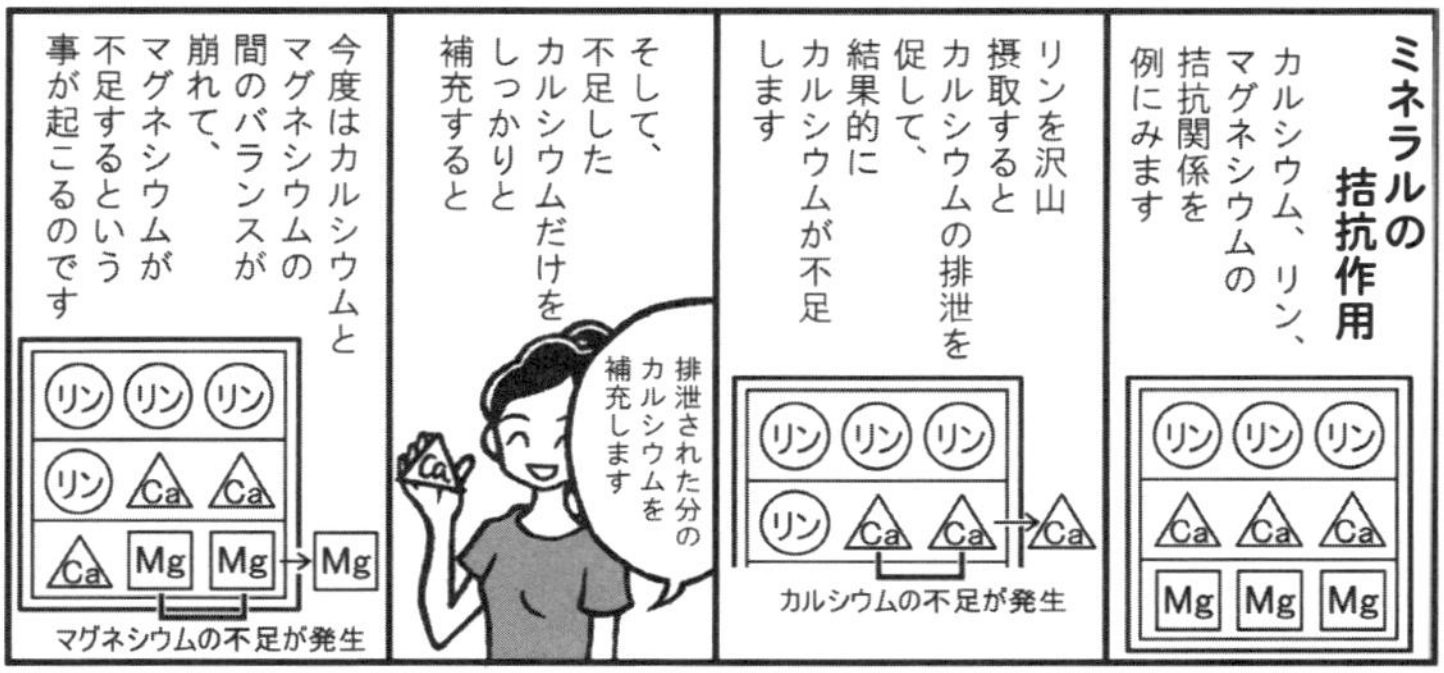

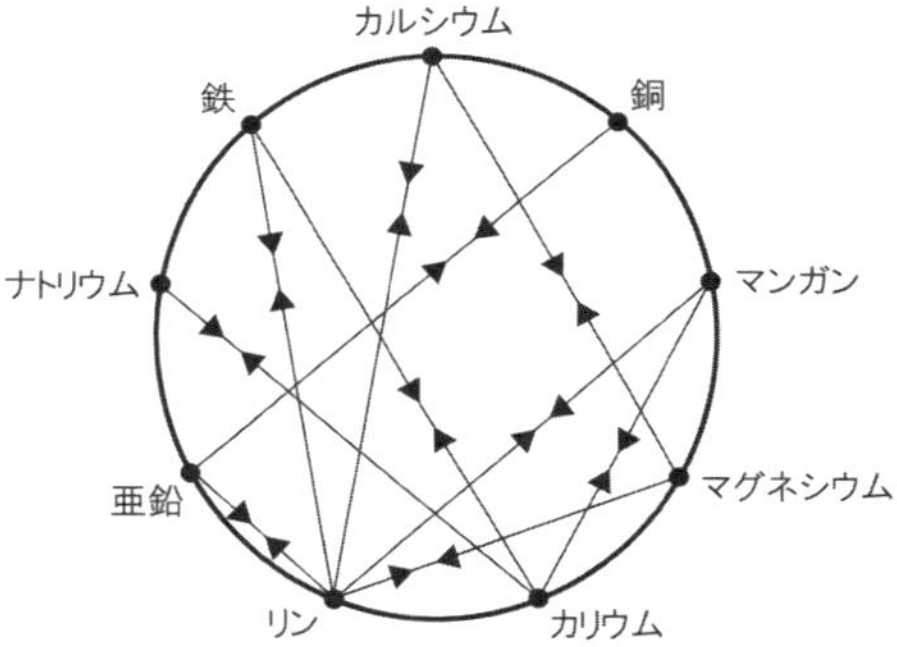

されているマルチミネラル錠剤のように、薬物として服用するのではなく、副菜として食物で摂取するミネラル類に関しては、過剰摂取が起こる心配はほとんどないとされています。

ミネラルの欠乏により起こる変化を表9に示しました。

ミネラル欠乏とそれを補うもの

日本人に最も多いとされているミネラル欠乏症は、カルシウム欠乏による骨粗鬆症と、鉄の不足により発症する鉄欠乏性貧血です。干しエビや田作《たつく》りはカルシウムを多く含み、青のりやひじきは優れた鉄含有食品です。このひじきを細く刻んだ人参や油揚げと一緒に煮込み、仕上げにカルシウムを含むすりごまを多めに混ぜるいわゆる「おばんざい」が、実は非常に優れたミネラル源であったりする

表９．ミネラルの欠乏症と過剰症（中毒）

ミネラルの名称	欠乏症	過剰症（中毒）
カルシウム	骨量減少，骨粗鬆症	腎不全，腎結石，鉄吸収不良
リン	くる病（骨軟化症），筋力低下，異常感覚，運動失調，痙攣	高リン酸血症
鉄	貧血，匙状爪，筋肉の異常，早産，認知障害，異食症	胃腸障害（悪心，嘔吐，下痢，便秘）鉄過剰による臓器障害
銅	成長遅延，毛髪の角化と色素沈着の障害，低体温，骨量減少	悪心，嘔吐，下痢，肝不全，振戦，溶血性貧血，精神衰退，腎不全
マンガン	成長や骨格発達の障害，生殖障害，上半身の発疹，代謝異常	神経毒性，パーキンソン様症候群，脳炎様症候群，精神病，じん肺症
亜鉛	成長遅延，味覚と嗅覚の低下，脱毛，皮膚炎，免疫不全，性腺萎縮	銅の吸収低下，胃炎，発汗，発熱，悪心，嘔吐，呼吸困難，肺線維症
フッ素	う歯の増加	骨軟化症，歯牙および骨のフッ素症
ヨウ素	甲状腺肥大，チロキシン低下，クレチン病	甲状腺機能障害，にきび様紅斑
クロム	耐糖能障害	腎不全，皮膚炎，肺癌
モリブデン	重篤な神経学的異常	重篤な神経学的異常
セレン	心筋症，心不全，横紋筋変成	脱毛，悪心，嘔吐，爪異常，情緒不安定，疲労感，呼気ニンニク臭
ホウ素	生理的機能は不明	発音異常，男性不妊，精巣萎縮

（『ハリソン内科学』より）

のです。

海藻類は有効なミネラル源であり、古くよりうまみ成分の「だし」として日本人に好まれてきました。その成分の多くはヨウ素（I）であり、また、鉄やナトリウム（Na）、カリウム（K）、クロム（Cr）などのミネラル類を含んでいます。このため毎日味噌汁の中に野菜と一緒に多めのわかめを入れたり、青さのりの味噌汁や、もずく酢などを供することがミネラル補充となります。一般的に摂取される主なミネラルの種類とその働き、また多く含まれる食品を表10に示しました。

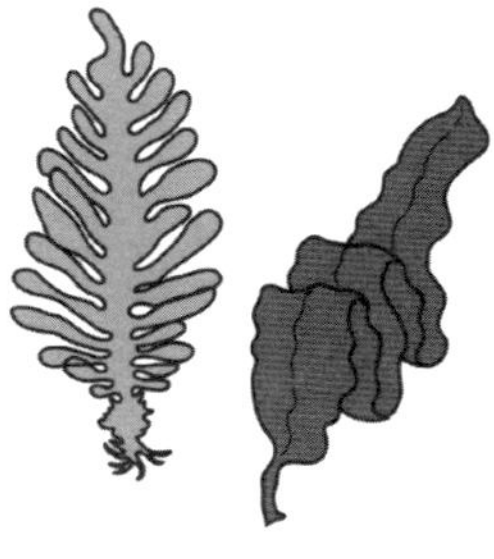

ミネラルを摂るには

地球上の動物はすべて海から生まれました。そのルーツを示すように人間の体液成分は海水の組成に限りなく近いのです。

海水には実に数多くのさまざまなミネラルが含まれているため、海水塩を調理に用いることにより、自然に体に必要なミネラルが口から入ります。私は基本的なミネラル摂取のために、ナトリウムとクロール（Cl）のみが全成分である精製塩を使用せず、海水塩ある

表10. ミネラルの働きと多く含まれる食品

	ミネラル名	主な働き	多く含まれる食品
准主要元素	ナトリウム(Na)	神経筋肉の興奮を静める	塩，味噌，醤油，ソース，コンソメの素
	カリウム(K)	心臓や筋肉の機能を調整	干し柿，トマトジュース，野菜，果物
	カルシウム(Ca)	歯や骨を形成，神経興奮を抑制	鮭の骨の缶詰，ヨーグルト，小松菜，ごま
	リン (P)	歯や骨を形成，糖質代謝に関与	わかさぎ，田作り，チーズ，ヨーグルト
	マグネシウム(Mg)	約300種類の酵素反応を活性化	ナッツ，大豆，ひじき，納豆，豆腐，玄米
	イオウ(Sr)	皮膚や髪，爪を作る	豚肉，牛肉，鶏肉，牛乳，魚肉，卵
	塩素(Cl)	胃・腸液中に存在，消化を促進	食塩，味噌，醤油，NaClが含まれる食品
微量元素	鉄(Fe)	赤血球ヘモグロビンの成分	ひじき，豚レバー，いわし，高野豆腐，ごま
	亜鉛(Zn)	タンパク質合成，免疫力増加	かき，にしん，はまぐり，豚レバー，鰻
	銅(Cu)	ヘモグロビン合成に関与	かき，牛レバー，ナッツ，納豆，しゃこ
	ヨウ素(I)	発育促進，基礎代謝促進	昆布，わかめ，いわし，さば，のり，かつお
	マンガン(Mn)	糖・脂質代謝，骨形成に関与	玄米，大豆，ナッツ，抹茶，ひじき，納豆
	クロム(Cr)	糖代謝をよくする	全粒穀物，海藻類，野菜，魚介類，肉類
	コバルト(Co)	ビタミンB_{12}の合成成分	レバー，肉類，魚介類，乳製品，卵
	モリブデン(Mb)	プリン体の代謝に関与	全粒穀物，豆腐，納豆，レバー，乳製品
	セレン(Se)	抗癌作用，抗酸化作用	わかさぎ，いわし，かれい，ほたて，玄米

いは岩塩を使用しています。また、味噌・なども天塩などの自然塩を使用した製品を調理に利用しています。

塩分の過剰摂取は腎臓や心臓に負担となる恐れがあり、ある程度控えめにする必要がありますが、腎臓病や高血圧症、重症の心疾患、肝硬変を除いては、一日七グラム以下の厳密な制限は必要ないのではないかと考えています。

特に暑い夏の盛りには、多量の発汗によりナトリウム、カリウム、VB_1などが多く失われ、熱中症や夏バテの原因となります。このため夏場に大汗をかいて来院する患者さんに対しては、梅干し番茶や塩湯の飲用を勧めています。

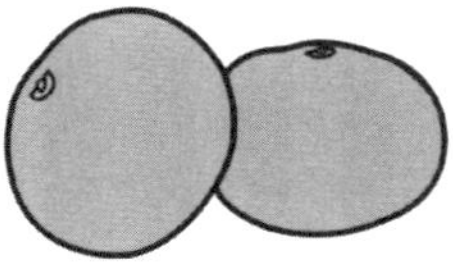

このカリウムとナトリウムには密接な関係があり、お互いにバランスを取り合っています。体内からナトリウムやカリウムが多く失われる暑い夏の時期には、カリウムを含み体を冷やす働きを持つレタス、トマト、きゅうりやなすなどの夏野菜や、スイカや桃、梨などの果物が多く実ります。小さい頃、夏の水遊びの後で採りたてのトマトやきゅうりに粗塩をまぶして齧《かじ》ったり、スイカに塩を付けて食べたものです。この時はナトリウ

ムとカリウムを補給し、そのバランスを図る、などとは考えも及ばなかったのですが、今考えると実に効率的で美味しい組み合わせであったと思うのです。

このように夏の暑い時期には体を冷やすカリウムを多く摂りますが、冬の寒い時期にカリウムを摂り過ぎると細胞が緩《ゆる》み体が冷えやすくなります。このため葉野菜や根菜類を加熱し、カリウムを減らす調理法を用います。また加熱は単にカリウムを減らすのみならず、体を温めるという利点があります。このような意味で、寒い冬には大根おろしよりもふろふき大根やおでんが好まれるのです。

また、冬のみかんはＶＣ補給のための大切な果物ですが、大量に食べ過ぎるとカリウム過多となり、体を冷やして風邪を引きやすくなります。いわゆる「みかん風邪」であり、みかんが豊作の年は風邪が流行するといわれていました。

またパパイヤやパイナップルなどの南洋の果物やイチゴなども、冬の最中《さなか》に大量に摂取すると体を冷やします。このように冬期に生の夏野菜を摂るのは理に叶《かな》わないことであり、旬の野菜を旬の時期に食するという古人の知恵が、いかに理に叶ったものであるのかを推《お》し量《はか》ることができます。

カルシウムを含むミネラル源としてのごまは、カルシウム以外にマグネシウム（Mg）、リン（P）、カリウム、鉄（Fe）、亜鉛などのミネラルを含み、ビタミンE源としても優れています。ごまには白ごまと黒ごまがありますが、栄養的な見地からは白ごまより黒ごまの方が優れています。

大学に勤務していた頃、食生活が乱れ栄養が偏りやすい下宿学生や、国家試験を控えた四年生らに朝食と夕食の二回、大さじ二杯の黒ごまをよくすったものに自然塩小さじ半杯を加えてごま塩とし、ご飯の上に振り掛けよく噛んで食べるように指導していました。特にこのごま振りかけご飯とわかめ入り具だくさん野菜の味噌汁、納豆を朝食として必ず食べるよう指導し、これを健脳ごはんと呼んでいました。

亜鉛不足で糖尿病が発症する

亜鉛も生体内で重要な役割を果たします。亜鉛不足は成長遅延《ちえん》や味覚と嗅覚の低下、脱毛、皮膚炎、免疫不全などが生じますが、男性では低下によりインポテンツを生じることもよく知られています。

このように亜鉛は重要な働きを担うために、生体内の亜鉛輸送を担うトランスポーターというタンパク質により制御されています。最近の研究で、この亜鉛トランスポーターの機能が低下すると、2型糖尿病が発症しやすくなることが報告されていましたが、そのメカニズムは不明でした。

順天堂大学、理化学研究所、杏林《きょうりん》大学、慶応義塾大学の共同研究チームは、そのメカニズムを検討し、インスリンと共に膵臓のβ細胞から分泌される亜鉛が、肝臓を通り全身に送られるインスリン量を、決定する役割を持つという仕組みを解明したのです。

この結果は、亜鉛不足により糖尿病が発症しやすくなることを示しています。亜鉛不足にならないために、冬場にはせっせと牡蠣《かき》や鰊《にしん》を食べるに限るようです。

ミネラルの摂り方のおさらい

以上を踏まえて、安全なミネラルの摂り方は次のようになります。

①ミネラルはバランスを取り合いお互いに影響し合うため、ミネラル摂取が過剰でも過小でも悪影響を及ぼすため、バランスが大切。

②日本人に最も摂取が少ないミネラルは、カルシウムと鉄である。

③夏期や冬期の季節に応じたミネラル摂取が必要。

④亜鉛不足は、成長遅延や味覚と嗅覚の低下、脱毛、皮膚炎、免疫不全、性機能不全

を起こす以外に、糖尿病を悪化させる。

⑤どのような食材にミネラルが多く含まれているのかを知り、不足のない摂取を考えること。

7 食物繊維の必要性

子供の頃、副菜にひじきの煮物や、大豆とアミ（小エビ）の煮物などが食卓に並べられているのが本当に嫌でした。祖父母は美味しい煮豆だなどといいながら嬉《うれ》しそうに食べるのですが、私はこんなものどこが美味しいのかと、おかずを作った母親を恨めしそうに見たものです。こんにゃくの白和えは、みりんや砂糖が隠し味として入っているため口当たりも良く、まだ文句を言わずに食べていましたが、いわゆる「おばんざい」は押しなべて私の口には合いませんでした。しかし面白いもので、あれほど嫌っていたおばんざい類は、今や私にとってなくてはならない副菜となっています。特に大豆の煮物は手間が掛かる割には柔らかく炊けないので、美味しい煮豆をわざわざ買いに行くといった変わり様なのです。

おばんざいは庶民にとって安価で作りやすく、旬の食材を生かし、体に良いものが自然と継承され、その内容が整ったと考えられます。また調理した食材をビタミンやミネラル源として定着させると同時に、食物繊維を摂取させる効率的な献立となっています。

一見、エネルギー源として期待できそうもない海藻類やきのこ類、こんにゃく類、豆類、には多くの食物繊維が含まれています。この食物繊維は人体で重要な働きをするために、第六の栄養素とも呼ばれているのです。

食物繊維の効用

食物繊維は、人の消化酵素で消化されない、あるいは消化しにくい食品中の成分の総称です。一九七二年、アフリカ人に大腸疾患が少ないという論文がイギリス人医師、バーキットにより報告され、一躍《いちやく》食物繊維が脚光《きゃっこう》を浴びるようになりました。

この食物繊維には、水に溶けない不溶性の食物繊維と水溶性食物繊維があります。

不溶性食物繊維は植物細胞の外側にある細胞壁を形成する成分を指し、この細胞壁に含まれる成分にはセルロース、ヘミセルロース、ペクチン（不水溶性）、リグニンなどがあります。この不溶性食物繊維には、水分を吸収して便を軟らかくする、消化管を通過する時間を短縮するなどの働きがあります。

一方、水溶性食物繊維は植物細胞の中、細胞質に含まれている成分であり、ペクチン（水溶性）、植物ガム（グアーガム）、粘液多糖類（グルコマンナン）、海藻多糖類（アルギン酸、ラミナリン、フコイジン）などを含み、水分をさらに多く吸収して、消化吸収のスピードを遅くすることにより、急激な血糖値の上昇を防ぎ、コレステロール濃度を正常化する働きを持ちます。

これら食物繊維の働きを分類すると、次のようになります。

①消化器系への作用

便の嵩《かさ》を増やし便秘を改善する。消化管運動の活発化。食物成分の消化吸収能の減少（特にコレステロール）。腸内における便の停留時間の短縮。大腸がんの発生予防。

②代謝系への作用

体内コレステロール値を正常に保つ。

③循環器系への作用

ナトリウムを包み込み排泄し血圧上昇を防ぐ。

④免疫系への作用

腸内の毒素を薄め善玉菌の増殖を促し、腸内細菌叢《そう》を活発化させる。

表 11. 食物繊維の種類と豊富に含む食品

セルロース	ヘミセルロース	リグニン	ゴム質	ペクチン
粗挽き小麦粉 ブラン(ふすま) キャベツ 豆 ブロッコリー 芽キャベツ キュウリの皮 胡椒 リンゴ 人参	ブラン 米 精製しない穀類 芽キャベツ かぶ 大根	ブラン いちご なす 豆 ラディッシュ	こんにゃく 自然薯 大和芋、長芋 オートミール ロールドオート* 豆	かぼちゃ リンゴ カリフラワー 柑橘類 キャベツ 人参 いちご じゃがいも
• 大腸の機能を整える. • 水分を吸収して便のかさを増やす. • 便の腸内停留時間を短くさせる. • 便秘を予防し, 憩室症, 大腸癌, 痔, 静脈瘤から守る.		• 胆汁酸と結び付きコレステロールを下げる. • 他の食物繊維が消化されるのを防ぐ. (消化率を下げる) • 便の腸内停留時間を短くさせる.	• 胃と小腸における吸収に影響を及ぼす. • 脂肪の吸収を抑え, コレステロールを下げる. • 消化管に膜を作り, 糖の吸収を遅らせて血糖値を安定させる.	

＊ロールドオート：ローラーで潰したからす麦

(『丸元淑生のスーパーヘルス』より改変)

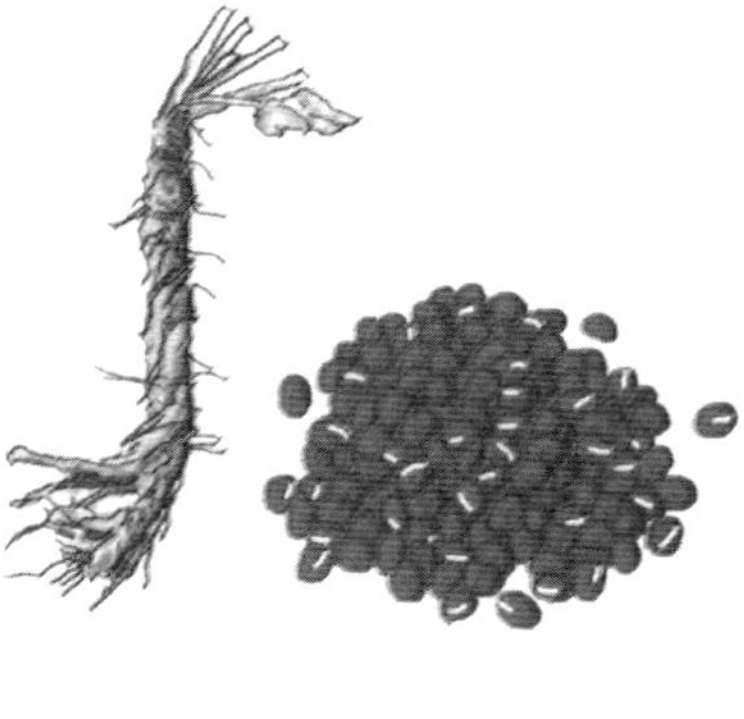

このように食物繊維の働きは多岐にわたるため、「日本人の食事摂取基準」(二〇一〇年版・厚生労働省)による望ましい食物繊維の摂取量は、成人男性で一九グラム以

上、成人女性で一七グラム以上とされています。

食物繊維を多く含む食材には大豆や小豆のような豆類、小麦胚芽やライ麦のような穀類、堀川ごぼうなどが有名ですが、どの食品にどのような成分が含まれているのかを表11に示しました。

表を参照すると、異なる食物繊維の中で同じ食品名が頻回に出てくるのがわかります。大豆は良質の植物性タンパク源であるのみならず食物繊維の王様でもあります。また小さいリンゴを一日一個、大きなものは一日半個食べるだけで医者いらずと昔からいわれてきました。しかし、この二種の食品以外にも優れた食品

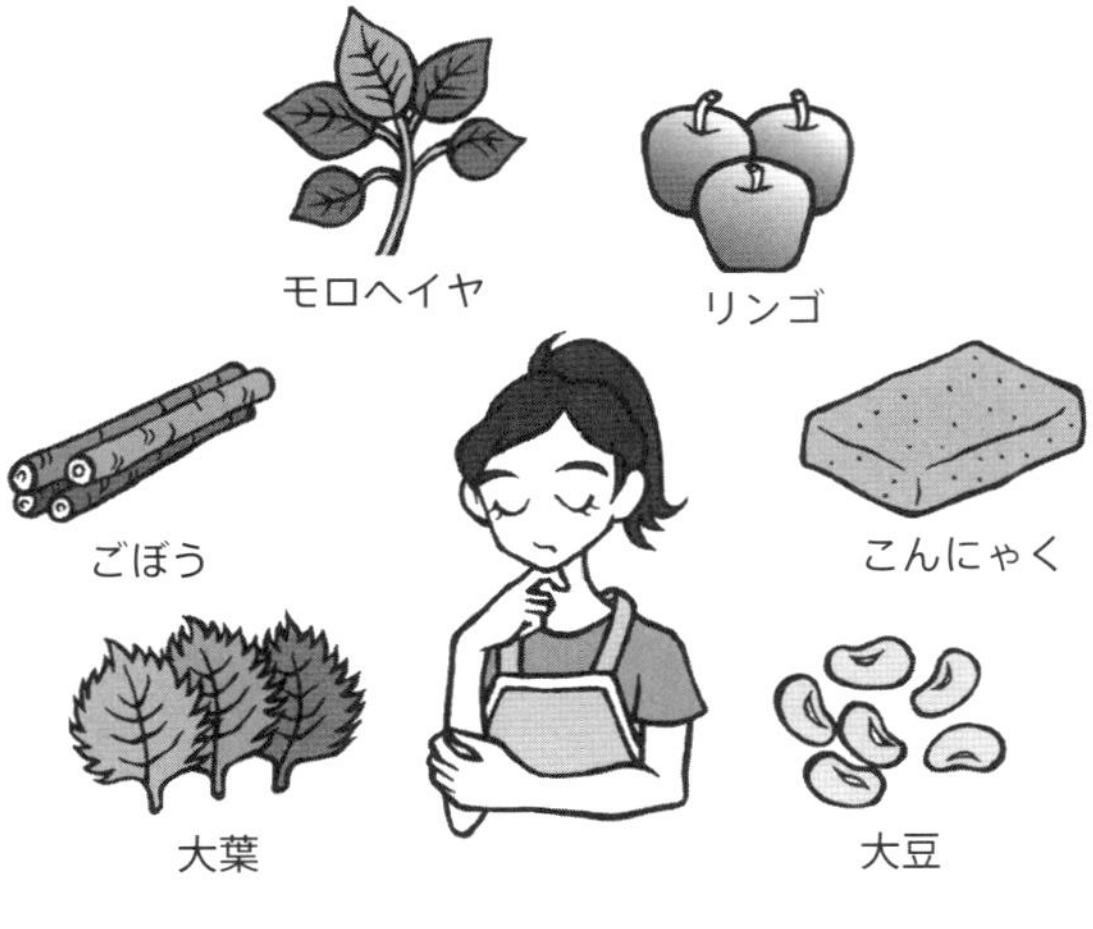

食物繊維が豊富な食べ物

があるので、多種類の食物繊維を工夫して摂取することが勧められます。

ここで注意しなければならないのは、食物繊維にはさまざまな効能があるものの、過剰に摂取すると腸における栄養吸収を低下させることです。具体的には脂溶性ビタミンであるA・E・D・K各ビタミンの吸収を低下させると共に、カルシウムや亜鉛、鉄、銅を吸着し、腸からの吸収を妨害します。さらに過剰摂取により下痢を発症しやすくなることから、水分と共に体内のミネラルが排泄され、ミネラル欠乏症を起こし得ます。特に、ふすまなどの摂り過ぎは注意が必要です。

食物繊維の摂り方のおさらい

以上を踏まえて、食物繊維の働きと安全な摂り方は次のようになります。

①食物繊維には不溶性の食物繊維と、水溶性食物繊維があり、便秘を改善し、大腸がんを予防し、体内コレステロール値を正常に保つ。また、血圧上昇を防ぎ、腸内細菌叢を活発化させる。

②望ましい食物繊維の摂取量は、成人男性で一九グラム以上、成人女性で一七グラム以上とされている。

③しかし、食物繊維は過剰に摂取すると脂溶性ビタミンやミネラル類の吸収を低下させる。また、下痢を発症しやすくなりミネラル欠乏症を起こすのでふすまの摂り過ぎなどには注意が必要である。

8 人はなぜ太るのか？

世の中にはちょっと食べ過ぎると直ちに体重増加を来して、ダイエットが非常に困難な人が存在する一方で、ケーキバイキングを繰り返し、好きな食べ物を好きなだけ食べても太らない人が存在します。

当院では月二回、土曜日に腹部と頸部《けいぶ》の超音波（エコー）検査が実施されますが、この腹部超音波検査の結果の半数程度が脂肪肝であるため、対応策として食事指導が行われます。しかし、患者さんの食事内容を聞きながら、時折、不思議に感じるのは（患者さんの言葉を全面的に信用するならば）、アルコールも飲まず、菓子類も小さな饅頭《まんじゅう》一個程度、脂肪肝を発症するほどのカロリー摂取なくしてなぜ脂肪肝？と、思う方が少なからず存在することです。

この事象に関しては、日本人特有の倹約遺伝子が強く働き、効率的に消化吸収が行われた結果、備蓄カロリーが使用カロリーを上回り、肥満に傾いたと患者さんに説明しているのですが、果たしてそうなのか？

現在、肥満の原因は、栄養的に偏りのあるカロリー過多の食事と間食の摂取、アルコールの飲用、運動不足とされ、これに遺伝的要因が関与すると考えられています。しかし最近、これら因子に加えて、新たな肥満要因の存在が報告されるようになりました。

腸内細菌の関与

「5　発酵食品はなぜ必要なのか」の項（人体に好影響を与える微生物）で述べたように、人体は多種多様な微生物を体表面、口腔内《こうくうない》、消化管内、鼻腔内《びくうない》、泌尿生殖器に定着させ共存しています。このうち特に、腸内に存在する常在細菌群を腸内細菌叢と呼び、腸内細菌全体の総重量は約一・五キログラムにも上ります。

この腸内細菌は、宿主が摂取した食物に含まれる栄養分を、栄養源として発酵することで増殖し、同時にさまざまな代謝物を産生します。

例えば、納豆菌は腸内で血液凝固に関与するビタミンKを産生します。このため、VKを含む食品を摂取しなくても、納豆を食べていればVKが補われます。このように菌の存在なくしてヒトは生存できません。

この腸内細菌が肥満に関与するという可能性が、太った人とやせた人の腸内細菌を比較することによって報告されました。すなわち、肥満の双子とやせた双子の糞便《ふんべん》中における細菌の比較において、肥満の双子の細菌叢は菌種が乏しく多様性が少ないことに対して、やせた双子の細菌叢は多様性に富み、数多くの菌種が存在していたのです。

この差異が真に肥満の原因になるのか否かを調べるために、ゴードン（Jeffrey Gordon）らは、多数の無菌マウスの腸内に、肥満の双子と、やせた双子の腸内細菌をそれぞれ移植し、各々同じ餌《えさ》で、別々のケージで飼育しました。すると、肥満の双子から細菌を移植されたマウスの体重は、やせた双子から移植されたマウスのグループよりはるかに重くなったのです。しかし、この二種類のマウスを同じケージで飼育すると、肥満のマウスはやせて、体重の差がなくなりました。この現象は肥満マウスがやせたマウスの、特にバクテロイデス属の細菌を含んだ糞《ふん》を食べることにより（マウスは一般的な行動として、自分たちの糞を食べる）肥満が解消したと結論付けられています。

このバクテロイデス属（*genus Bacteroides*）は、グラム陰性の偏性嫌気性非芽胞形成桿菌《かんきん》で、難消化性のフラクトオリゴ糖及び単糖を代謝して栄養源としています。この細菌は基本的には病気の原因とはなりませんが、体力の弱った患者や、エイズなどの免疫能が低下した患者に発症する**日和見感染**《ひよりみ》の原因菌となります。

しかしその一方で、この菌種は腸管免疫系に作用し、小腸にて免疫に関与するIgAの産生を誘導し、かつ、宿主生体の生理機能にも影響を与えるといいます。この生理機能への影響が、ひょっとすると肥満解消に役立っているのかもしれません。

またゴードンは、肥満マウスはやせたマウスより、血液中と筋肉内に「分子鎖アミノ酸」と「アシルカルニチン」が多く存在することを確認しました。これらの物質はいずれも肥満者や2型糖尿病患者で高値を示すことが知られているため、ゴードンはこれらを総合して、肥満マウスの腸内細菌叢は、正常な体重維持と代謝に影響を与える細菌が欠落していると結論付けています。

この他にも辨野義己博士が体重二七〇キロの超肥満男性の腸内細菌叢を調べ、五〇％以上が新種のフィルミクテス門である肥満系腸内細菌で占められていることを証明しました。この細菌は、食物から多くのエネルギーを引き出すのを助ける酵素を生産するために、体脂肪の分解・利用を抑制し、脂肪蓄積を亢進させます。これらを総合して、体重を維持する腸内細菌の欠落と、肥満系腸内細菌の増加が、肥満を増幅させると考えられているのです。

腸内細菌叢の安定を脅《おびや》かすもの

ニューヨーク大学のブレーザー博士（Martin Blaser）は、畜産農家が感染予防のために家畜に投与する程度の、少量の抗生物質をマウスに投与すると、マウスの体脂肪が一五％増加することを、また、同大学のコックス博士（Laurie Cox）も、高脂肪食と抗生物質を組み合わせてマウスに投与すると、マウスが肥満になったことを報告しています。

この結果は、体重をコントロールする細菌群の死滅と、高脂肪食の摂取が肥満に拍車をかけることを示しています。

抗生物質は、医療の現場において日常的に頻回に用いられることが多く、特に、わが国ではさまざまな抗生剤が海外に比べて多用されており、風邪気味なので、あるいは膀胱炎《ぼうこうえん》症状が再燃しては困るので抗生剤もついでに処方してほしいと、患者さんが医師に注文を付ける場面も少なくありません。

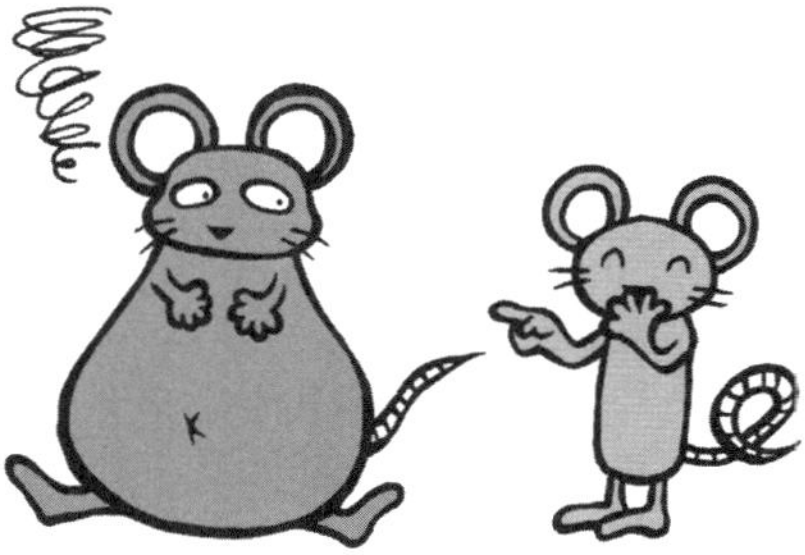

一方、海外ではヒトに対する抗生剤の使用は限定されていることが多く、医療費の抑制

と耐性菌の発生抑止のため、軽度の中耳炎なら抗生剤なしで経過を診《み》るべきだ、などと海外ガイドラインに書かれていたりしていて、欧米ではそのようにするのだと驚かされたりします。

しかしながら、海外の研究者が警告するのは、さまざまな感染症予防のために家畜や養殖魚などに漫然《まんぜん》と投与されている抗生物質で、ヒトに対するこれら抗生剤、抗菌剤の作用についての安全性は保障されているわけではありません。ヒトは家畜や養殖魚を調理し摂取する度に、微量の抗生物質を体内に取り入れることになるため、安全な食品摂取のために、食品のトレーサビリティ（食品の安全性の追跡可能性）の確認が、今後ますます高まると考えています。

しかし、抗生剤を多用しない欧米で肥満者が多く、抗生剤を多用する日本人の方が相対的に肥満者が少ないと感じられるのは、抗生剤投与が肥満の主体ではなく、高脂肪食、砂糖の過剰摂取、アルコールの多飲が最大要因となるためなのかもしれません。事実、本来マウスの餌は繊維質の多い低脂肪の餌なのですが、ゴードンらは野菜、果物、繊維が少なく、脂肪の多い「西欧風食」を肥満タイプのマウスに与えた所、やせ型マウスと同じケージで育てても、体脂肪の蓄積がさらに進んだといいます。不健康な食事が肥満をコントロールする細菌の繁殖を妨げたのです。

最近、糠漬《ぬかづ》けや味噌、醤油などの発酵食品が腸内フローラに影響するという疫学《えきがく》的な研究結果が示されています。日本における一九七五年という年は、それ以前の年代よりカロリーとしてはかなり高い食品目が摂取されていた時代であったはずですが、なぜか平均体重はそれ以前より少ないという結果が得られています。

この理由を検討した結果、この時代には景気が上向きになり、各家庭の食卓には魚肉類や油脂など数多くのカロリーの高い品目が並べられるようになったが、同時に糠漬《ぬかづ》けや味噌汁、醤油などが多食された時代でもあったとされ、栄養バランスの取れた食品目の摂取が腸内細菌を増やし、同時に発酵食品の摂取により善玉菌を増やした結果、それ以前の炭水化物主体の時代と比較して、体重が是正《ぜせい》されたものと結論付けられています。

現在、腸内細菌叢が肥満に影響するという結果を背景に、ヒトの肥満治療に応用できないかという研究が進んでいます。しかしながら、やせ型の人の糞便を、直接、肥満者の腸管に移植するにはさまざまな倫理問題が横たわります。移植元にどのような病気が潜んでいるかわからないからです。

しかし、勇気ある研究者によりすでにこの便移植が海外で始まっており、さらに驚いたことにわが国でもこの便移植が始められています。

米国における便移植は、難治性の偽膜性腸炎《ぎまくせいちょうえん》患者への臨床試験として実施されており、最終的に九〇％の成功率であったと報告されています。偽膜性腸炎はクロストリジウム・ディフィシルという病原菌で発症する腸炎ですが、抗生剤に対する耐性を有することが多く、また、菌が芽胞という休眠状態に入ると、有効と考えられる抗生物質を投与しても効果が認められなくなります。

その結果、寛解《かんかい》と再発を繰り返す厄介《やっかい》な疾患となるのです。当然、致死率《ちしりつ》も高く、米国では五〇万人が罹患《りかん》し、五万人が死に至っています。

この疾患における便移植に関しては、リスクがあってもそのリスクを上回る疾患の治療のために行われていると考えられますが、たとえ便移植で一時的に良好な結果が得られたとしても、腸内の各細菌の働きはいまだ完全に解明されてはおらず、変化した腸内フローラが長期的に被験者にどのような影響を及ぼすのか、また、どのような弊害が生じるのかという研究が為《な》されていない現況下では、便移植が安全な施術《せじゅつ》とは考えにくいのです。

事実、便移植をして一時的に腸内フローラが変化しても、時間経過と共にまた元のフローラに戻ることが指摘されているといいます。今後、長期にわたる観察が必要と考えられます。

とりあえず私たちにできることは、善玉菌とされるビフィズス菌、乳酸菌などの発酵食品や、ワカモト、ビオフェルミン、ヤクルト、アレルケアなどの健康補助食品の摂取に加えて、従来から指摘されている高脂肪の食事、人工甘味料、砂糖、トランス脂肪酸を含む食物や菓子類、リノール酸、アルコールなどを控え、野菜、雑穀、海藻類、きのこ類、過剰摂取とならない程度の果物、繊維質の多い食品など、和風の食事を食べることに尽《つ》きます。食事指導はまだまだ健在です。

あとがき

なぜこの本を書こうと思ったのか、それは私の生い立ちと無関係ではありません。私は終戦直後の昭和二〇年に母光子の実家であった疎開先《そかいさき》で、父増田正典の次女として生を受けました。生下時は一貫目（約三・七五キログラム）もある大きな赤子でしたが、成長するにつれ、体の弱さを露呈《ろてい》するようになりました。

小児期より呼吸器感染を繰り返し、果ては肺炎を起こしては死にかけ、その都度、大学病院に勤務していた父のお陰で、当時としては貴重薬であった抗菌剤を使用することにより命を取り留めていました。これ以外にも腎炎、赤痢、火傷、自家中毒などに罹患《りかん》し、また小学校四年と中学一年時に肺結核を患《わずら》いました。

しかし、私の姉と弟は常に元気で、私だけが広い家の中でただ一人安静を強いられ、隔離された療養の日々を過ごす中で、いつ死ぬか分からないという恐怖感と悲壮感を子供心に感じたものです。

その後、中・高校時代は、抗結核薬の副作用による顔一面の吹き出物が治らず、皮膚科通いの毎日で、頑固な便秘に悩まされました。医学生となった大学時代も一年に一度は風邪をこじらせて気管支炎や肺炎を起こし、二週間から一カ月ほど大学を休むといった調子で、まるで疫病神に魅入《みい》られたかのような幼小青年期でした。

私は小学生の頃から、父のような臨床医になりたいと思っていました。そこで、医学部の教養課程が修了してから、医学生の身分で京都府立医大第第二内科（循環器内科）と三内科（消化器内科）に研究生の名目で出入りし、第二内科では心電図の読影を、第三内科では胃レントゲン写真や胃カメラの読影を学んでいました。早く臨床現場に馴染《なじ》みたかったのです。しかしこのトレーニングも、病気の合間の体調が良好な時しかできませんでした。

この病気がちな状況が一変したのは、卒業後結婚し、住まいを大学病院に近い摂津富田に転居してからでした。実家と異なり日当たりの良いマンションは冬でも暖かく、風邪を引く回数がぐんと減ったのです。

私は母校である大阪医科大学の第三内科（循環器内科）に勤務し、研修医二年間と専攻医一年半の間、循環器内科医としてトレーニングを受けました。この期間は技術のみならず、医師はいかにあるべきかという基本を、同僚と共に厳しく教えられた時代でした。ここで学んだ診察法や聴診法が、その後の臨床現場や、大学で教鞭《きょうべん》を取るようになった時に非常に役に立ったのです。

しかしこの後、長女を授かったことから、子育てと勤務時間が定まらない大学病院勤務との両立が叶《かな》わず、止むなく大学病院を辞《じ》することになりました。

博士号取得のための研究母体を失ったことから、当時、京都府立医科大学公衆衛生学の教授になられた故川井啓一教授に相談し、博士号の研究の場として公衆衛生学教室に研修員として籍を置くようになりました。昭和四九年の秋でした。

川井教授のご専門は消化器内科であったため、与えられた博士号の命題は「胃・十二指腸潰瘍に於《お》ける心身医学的検討」というものでした。私は心理学については何一つ知らなかったのですが、京都大学心理学科から招聘《しょうへい》されていた相馬先生から心理査定法ＭＭＰＩを学び、同時にカウンセリング技法についても勉強する機会を得ました。

そして、この学びが一段落した頃より、疾患の原因が心理的なものと推測される入院患者さんのカウンセリングを依頼されるようになりました。患者さんのお話を伺って、楽になりましたと吐露《とろ》されると、こちらもほっとしたものです。このカウンセリング技法は、博士号取得のためのデータ収集や、臨床医として患者さんを診察する時に役立ちました。

また、カウンセリングの傍《かたわ》ら、今は亡き中島正継先生に胃レントゲン検査や注腸《ちゅうちょう》検査の撮り方、診断法について教授して戴き、公衆衛生学教室の一員としてさまざまな地域健康診断に参加しました。集団検診の診療に携《たずさ》わることにより、検診の意義や効果についても学んだのです。

しかし三〇歳を過ぎた頃、仲の良い近所のご夫婦らとインドネシア料理を食べに行った翌日から、大きな吹き出物が顔一面と体全体に発疹《ほっしん》し、ひどい状態となりました。抗生物質などの治療は全く効果がありません。

困り果てた私の状態を診て、父がぼそりと言った「断食しかないな」という言葉に、藁《わら》にもすがる思いで五日ほど断食をすると、流石《さすが》にあれほど大きく全身に出ていた吹き出物も治り始め、一〇日目にやっと治りましたが、吹き出物の痕《あと》は化粧で隠せない黒く醜《みにく》いシミとなり、人前に出られません。また、無謀な断食の結果、体重は一〇キロ近く激減し、体力的にも仕事ができる状態ではなく、治療法を捜し求めていた所、漢方の専門薬局を紹介され、その薬局を訪れました。

対応された薬剤師さんは長らく漢方処方に携われた方で、私の問診を取りながら強い冷えがあること、頑固な便秘を目安に、当帰《とうき》芍薬散《しゃくやくさん》という漢方薬と、ビタミンCとビタミンEの合剤を処方され、同時に肉食過多の食生活の改善について指導されました。

その結果といえば、三カ月ほどの間にシミは取れ、体重も増加し冷え性も改善したのですが、薬の作用で胃もたれと食欲低下が起こったため、小柴胡湯《しょうさいことう》を常用量の半量、加薬《かやく》されました。それからの私は元気印の子供の如く、活力が出て働けるようになりました。

この事件を契機として、私は東洋医学に傾倒するようになりました。西洋医学で治せないものが東洋医学で治る。これは私にとって大きな衝撃でした。そして東洋医学の学問形態が西洋医学と全く異なり、確立された治療法を持つことを知りました。また漢方薬を処方する際には、基礎治療として食生活の改善が必須であり、そのことがさらに治療効果を高めることを知り、どのような食生活であれば漢方薬の効果が最大限に発揮されるのかを調べ始めました。さらに東洋医学を補填《ほてん》する意味で栄養学にも興味を持ち、食事指導のための学びを深めました。

この頃、私は自然療法を提唱され実践されていた東城百合子先生の本に出会い、先生が発刊されている「あなたと健康社」の月刊小冊子を取り寄せるようになりました。その内容は、東洋医学の範疇《はんちゅう》から外れた民間療法と呼ばれる病気や怪我の手当法、また人の生命力や活力を高める食生活法などでした。当時の私は本や冊子を頼りにさまざまな手当法や食品、あるいは役に立ちそうな民間薬の効果判定を、自分の体で試みたものです。

同じ時期に、私は続いて長男を出産したため、大学での業務を一時中断し、昼間は松下産業の産業医として二年、また関西大学の健康管理室の医師として二年、大阪鉄道病院分室で精神科医長として一年間、教室人事に従って転職し、研鑽《けんさん》を積みました。この間に産業医としての管理法、健康管理の重要性など公衆衛生に関わる知識を、また精神身体医学の知識を実地で学ぶことができたのです。しかしこの時期の睡眠時間は非常に短いものでした。

というのも、月曜日から金曜日までは朝は八時前には子供達を保育所に送り、八時半に出勤し、夕刻六時前に帰宅して六時一五分までに子供達を迎えに行きます。ご飯を作り、子供達にご飯を食べさせ、片付けを終えてお風呂に入れながら洗濯を済ませ、九時半に子供を寝かしつけます。一〇時前に摂津富田から京都府立医大まで猛スピードで車を運転し、公衆衛生学教室に行きます。夜の一一時から午前一時半まで博士号の研究テーマの検討やコンピューター計算を行い、帰宅するのが午前二時半、それから鱶《ふか》のように午前七時まで眠ります。起きて直ぐに子供達を起こし、味噌汁とパン、ミルクなどの簡単な食事を済ませ、八時前には再び子供を保育所に連れて行きます。また土曜日には子供達を連れて京都に行き、実家に子供を預けて、許可を得た京都市内の市中病院を廻《まわ》り、胃十二指腸潰瘍患者さんのカウンセリングを行いながらデータ取りを夕刻まで行うという離れ業《わざ》をしていました。病弱であった筈《はず》の私が、このような生活ができていたのも、周囲の方々の理解と援助、そして食養と手当のお陰だったと今でも懐かしく思い出します。

勿論《もちろん》、この生活も順風満帆《じゅんぷうまんぱん》ではなく、風邪などで子供が急に熱を出すと、職場を謝りながら辞《じ》して、保育所にお迎えに行ったことも一度や二度ではありませんでした。

その後、子供達が成長し、二人とも京都の私立小学校に通学することになったのを契機に京都に拠点を移し、以降、大阪と京都での一六年間に及ぶ臨床医としての生活が始まりました。

この頃から健康食という概念が私の頭の中で確立し、実践するようになりました。前述したエスニック料理事件が契機となり、私と子供達の食生活を一変させたのです。

植物性タンパク質を主体とした野菜中心の食事は、私のみならず子供達をも元気にしました。彼らにとって、野菜中心の全粒穀物食は気に染まぬものでありましたが、二人とも大学生になるまで病気知らずで虫歯もなく、特に長女のアトピーは全く陰を潜《ひそ》めてしまいました。

大学生になって、初めて二人に虫歯ができた理由は、砂糖や生クリームを大量に使用したお菓子や、唐揚げ弁当などの過酸化脂質を多く含む食品を、自由に食べるようになったためと考えています。

しかし、四七歳頃より更年期症状が始まり、病院での当直勤務が難しくなったため、川井教授と相談し、平成六年より教育職として三年制の短期大学である滋賀県立短期大学看護学科の教授として赴任《ふにん》することになりました。

赴任後に判ったことは、短期大学には四つの学科があったのですが、看護学科以外は改《かい》組《そ》転換《てんかん》し滋賀県立大学として昇格し、看護学科のみが短期大学部として残されるという事実でした。その理由は、大学化のための各教員の業績不足にありました。残務処理のために残られた故桜井卓治短期大学学長から、看護教員の業績作りを指示されたことに端《たん》を発《はっ》し、私は東洋医学の専門医の資格と臨床心理士の資格を取得した後、六期六年間の部長職を勤めることになり、教員と共に昼夜を問わない業績作りに励みました。その結果、平成一五年には看護学科は滋賀県立大学看護学部として昇格し、県立大学は四つの学部として新たに発足したのです。以後、大学教授ならびに修士大学院教授として学生の教育に当たると共に、研究のための海内外の学会活動を行いました。私が短期大学部に赴任した当初の論文数は僅《わず》か一七報でしたが、学部長として滋賀県立大学を定年退職した時の論文数は九六報、著書七報、その他二一報、学会発表は一二〇報になっていました。

退職後は、教員生活を研究面で支えてくれた伴侶の恩に報いるために再び臨床に戻り、主人が開設している宮武内科の一員として地域専門医療に携わっています。

前述した如く、私は余りにも病弱であったため、到底《とうてい》、五〇歳までは生きられないと考えていました。しかしながら、臨床医を目指して走り、教育者として歩いた四六年間を終えて今や私は七〇歳となり、二〇年も寿命を延ばして頂きました。私の両親は何れも六〇代で亡くなっていますので、私はその両親よりも長生きしたことになります。

当然、この年になるまで全く病気をしなかった訳ではなく、四〇歳後半に不眠を主体とする更年期症状が出たり、インフルエンザをこじらせて長らく寝込んだりしましたが、学んだ食養法や手当法、そして、目に見えない力に助けられて来ました。

この本を書こうと思い立った理由は、前書きでも述べましたが体が弱かった私が、この年まで生かして頂いた理由を探しながら、読者の皆様の健やかな日常のために、きっと役に立つであろうと考えられる食養や手当法を記述すべきと考えたからです。

拙《つたな》い文章ではありますが、どうぞ何回も読み直して頂き、あなたの体に適した食養と手当法を探して頂ければ幸いです。

イラスト作成　種村啓司
東洋医学監修　種村啓司、種村麻里

種村啓司

昭和四十五年七月大阪市生まれ。平成十年三月大阪教育大学部卒小学校教諭一種免許。平成十三年三月行岡鍼灸専門学校鍼灸科卒 はり師・きゅう師・あん摩マッサージ指圧師。平成十五年三月明治東洋医学院専門学校教員養成科卒。現在、大阪医療技術専門学校教員。

種村麻里

昭和四十八年五月京都市生まれ。平成九年三月明治鍼灸大学（現・明治国際医療大学）卒。平成十一年三月明治鍼灸大学修士大学院卒 鍼灸学修士。平成十六年三月京都府立医科大学大学院にて医学博士。現在、白鳳短期大学等にて非常勤講師。

【謝辞】

この本を出版するに当たり、多くの皆様のご協力とご援助を賜りました。特に、種村啓司先生には、非常に多忙な仕事の合間を縫って、イラスト作成を担当して頂きました。また種村麻里先生と共に東洋医学的（特に鍼灸）監修もお願い致しました。

さらに、参考文献収集についてはグラクソ・スミスクライン株式会社の関隆憲氏の多大なるご協力を賜りました。この紙面を借りまして心より御礼申し上げます。

最後に、この執筆の機会を頂いた創元社社長矢部敬一氏、編集ならびに構成を担当して頂いた出版事業部山口泰生氏と橋本隆雄氏に深謝致します。

・糖尿病ネットワーク「β細胞が分泌する亜鉛の不足が糖尿病の原因 インスリン分泌が低下」http://www.dm-net.co.jp/calendar/2013/020763.php

7 食物繊維の必要性

・『丸元淑生のスーパーヘルス』丸元淑生著、新潮社、1983年

8 人はなぜ太るのか？

・Claudia Wallis: Gut Reaction. Scientific American, June 2014.
・Vanessa K. Ridaura, Jeremiah J. Faith, Jeffrey Gordon et al: Gut Microbiota from Twins Discordant for Obesity Modulate Metabolism in Mice. Science Vol.341, 6 September 2013.
・『見た目の若さは、腸年齢で決まる』辨野義己著、PHPサイエンス・ワールド新書、2009年
・『免疫力は腸で決まる！』辨野義己著、角川新書、2015年
・『おなかの調子がよくなる本』福田真嗣著、KKベストセラーズ、2016年
・『肥満のサイエンス』（ニュートン別冊）ニュートンプレス、2014年
・Els van Nood, M.D. Anne Vrieize, M.D.at al: Duodenal Infusion of Donor Feces for Recurrent *Clostridium difficile*. The New England Journal of Medicine, Vol.368, No.5, January 31, 2013.

loci for type 2 diabetes in east Asians. Nature Genetics, 2011 doi: 10.1038/ng. 1019
・(報道発表資料) 理化学研究所「東アジア人集団の肥満の個人差を左右する遺伝子を同定」http://www.dm-net.co.jp/calendar/2012/016778.php
・『国民衛生の動向 2014/2015』厚生労働統計協会、Vol.61、No.9、2014年
・Matthias B Schulze, Simin Liu,et al: Glycemic index, glycemic load, and dietary fiber intake and incidence of type 2 diabetes in younger and middle-aged women. Am J Nutr 80: 348-356, 2004.
・『糖尿病食事療法のための食品交換表』日本糖尿病学会編、文光堂、2006年
・Richard J. Johnson and Peter Andrews: The Fat Gene. Scientific American, October, 64-69, 2015.
・Paul Kenny: The food adiction. Scientific American, September 44-49, 2015.
・Richard J. Johnson and Peter Andorews: Fuructose, Uricase, and the Back -to- Africa Hypothesis. Evolutionary Anthropology 19: 250-257, 2010.

5　生理作用を司るビタミン

・『ハリソン内科学 第4版』福井次矢・黒川清監修、メディカル・サイエンス・インターナショナル、2013年
・『日本の食文化史』石毛直道著、岩波書店、2015年
・『柑橘類と文明』ヘレナ・アトレー著、三木直子訳、築地書館、2015年
・『新食品成分表』科学技術庁資源調査会編、一橋出版、2004年

6　バランスを取り合うミネラル

・『ハリソン内科学 第4版』福井次矢・黒川清監修、メディカル・サイエンス・インターナショナル、2013年
・gooヘルスケア「乳糖不耐症の症状や原因・診断と治療方法」http://health.goo.ne.jp/medical/10161500

理想の食事編

2　タンパク質の功罪

・『たんぱく質入門』武村政春著、講談社ブルーバックス、2011年
・『新食品成分表』科学技術庁資源調査会編、一橋出版、2004年
・『五訂 食品成分表』女子栄養大学出版部、2004年
・『タンパク質・アミノ酸の必要量 WHO/FAO/UNU 合同専門協議会報告』日本アミノ酸学会翻訳委員会ほか訳、医歯薬出版、2009年
・Carcinogenicity of consumption of red and processed meat: www.thelancet. com /oncology Published online October 26, 2015
・Shalene McNeill, Mary E. Van Elswyk: Red meat in global nutrition. Meat Sience 92(2012) 166-173.
・Marije Oostindjer, Jan Alexander, et al: The role of red and processed meat in colorectal cancer development. Meat Sience 97(2014) 583-596.

3　代謝に不可欠な脂質

・『新食品成分表』科学技術庁資源調査会編、一橋出版、2004年
・『五訂 食品成分表』女子栄養大学出版部、2004年
・『ハリソン内科学 第4版』福井次矢・黒川清監修、メディカル・サイエンス・インターナショナル、2013年
・Wajahat Z. Mehal: Cells on Fire. Scientific American, 45-49, June 2015.
・Katherine Esposito K. et al: Effects of Mediterranean-style diet on the need for antihyperglycemic drug therapy in patients with newly diagnosed type 2 diabetes: a randomized trial. Ann Intern Med. 151, 306-314, 2009.
・『国民衛生の動向 2014/2015』厚生労働統計協会、Vol.61、No.9、2014年

4　カロリー源として重要な炭水化物

・Report of a Joint WHO/FAO Expert Consultation 2003.
・Meta-analysis of genome-wide association studies identfies eight new

の役割」日本臨床 70巻増刊号3、398-401、2012年
・『薬草の自然療法』東城百合子著、池田書店、2002年
・『天然食材による自然療法薬』アン・マッキンタイアー著、新井朋子訳、産調出版、1997年
・『症状別 体によく効く100の自然療法』松田有利子著、廣済堂出版、1998年
・『どんな不眠もこれで治せる』大熊輝雄監修、マキノ出版、1999年

14　眠りへの誘い 眠りを誘う手技

・『鍼灸の世界』呉澤森著、集英社新書、2000年
・『経穴マップ』森和監修、王暁明・金原正幸・中澤寛元著、医歯薬出版、2008年
・『どんな不眠もこれで治せる』大熊輝雄監修、マキノ出版、1999年
・『鍼灸学〔経穴編〕第２版』天津中医薬大学＋学校法人後藤学園編、兵頭明監訳、東洋学術出版社、2006年

15　女性のための食養と手当

・『漢薬の臨床応用』中山医学院編、医歯薬出版社、1999年
・『家庭でできる自然療法』東城百合子著、あなたと健康社、1981年

16　産前の食養と手当

・『アレルギーはなぜ起こるか』斎藤博久著、講談社ブルーバックス、2008年
・Gary Tanbes: Which one will make you fat? Scientific American, Sep 2013.
・Rob Dunm: Everything you know about Calories is wrong. Scientific American, Sep. 2013.

17　妊娠後期と産後の食養と手当

・『鍼灸学〔経穴編〕第２版』天津中医薬大学＋学校法人後藤学園編、兵頭明監訳、東洋学術出版社、2006年
・『漢薬の臨床応用』中山医学院編、医歯薬出版社、1999年
・『家庭でできる自然療法』東城百合子著、あなたと健康社、1981年

the need for antihyperglycemic drug therapy in patients with newly diagnosed type 2 diabetes: a randomized trial. Ann Intern Med. 151, 306-314, 2009.
・Tuomo Hanninen and 21 Authors: A2 year multidomain intervention of diet, exercise, cognitine training, and Vascular risk monitoring versus control to prevent cognitive decline in at-risk elderly people(FINGER). The Lancet, March, 1-9, 2015.

10　泌尿器疾患の対応

・『家庭でできる自然療法』東城百合子著、あなたと健康社、1981年
・『漢薬の臨床応用』中山医学院編、医歯薬出版社、1999年
・『専門医のための漢方処方の原典と条文の手引き』日本東洋医学会、2005年

11　食物アレルギーについて

・『症例を通して学ぶ年代別食物アレルギーのすべて』海老澤元宏著、南山堂、2013年
・野田龍哉「保育園における食物アレルギー対応 全国調査より」食物アレルギー研究会会誌、10(2)、5−9、2010年
・Akiyama H. et al: Japan food allergen labeling regulation-history and evaluation. Adv Food and Nutr Res, 62: 139-171, 2011.

12　アトピー性皮膚炎などの体のかぶれを軽減するための対策

・国府島泉・山本洋ら「電子レンジによるおしぼり付着菌の殺菌効果」岡山大学医学部紀要、385-388、昭和58年12月受理
・Goldblith, S.A. and Wang, D.I.C.: Effect of microwave on *Eschrichia coli* and *Bacillus subtilis*. Appl. Microbiol. 15, 1371-1375, 1967.
・Lechowich, R.V., Beuchat, L.R., et al: Procedure for evaluating the effects of 2450-megahertz microwave upon *Streptcoccus faecaltis* and *Saccharomyces crevisiae*. Appl. Microbiol, 17, 106-110, 1969.

13　眠りへの誘い 眠りを誘う食べ物と対処法

・Hiromi Nakajima, Yoshitaka Kaneita, et al: Association between sleep duration and hemoglobin Alc level. Sleep Medicine 9, 745-752, 2008.
・大屋純子・中神朋子「２型糖尿病の発症・進展にかかわる環境因子

・『免疫力は腸で決まる！』辨野義己著、角川新書、2015年
・『国民衛生の動向 2014/2015』厚生労働統計協会、Vol.61、No.9、2014年

6　免疫力を高める食品

・『免疫力を高める野菜おかず139』ベターホーム協会編、ベターホーム出版局、2005年
・『くらしの生薬』山田光胤監修、後藤寶著、たにぐち書店、2005年

7　風邪への対応

・『家庭でできる自然療法』東城百合子著、あなたと健康社、1981年
・『薬草の自然療法』東城百合子著、池田書店、2002年

8　胃腸への対応

・藤田きみゑ・長谷川美幸・藤田麻里ら「*Helicobacter pylori*に対する梅肉エキスの殺菌効果」日本消化器病学会誌、第99巻 第４号、379-385、2002年
・Shigemi Nakajima, Kimie Fjita et al: Effect of folk remedy, Bainiku-ekisu, a concentrate of purunusmume juice, on *Helicobacter pylori* infection in humans. Helicobacter, 2006.
・『家庭でできる自然療法』東城百合子著、あなたと健康社、1981年
・『薬草の自然療法』東城百合子著、池田書店、2002年
・『くらしの生薬』山田光胤監修、後藤寶著、たにぐち書店、2005年

9　脳を健やかにする食品

・『くらしの生薬』山田光胤監修、後藤寶著、たにぐち書店、2005年
・『家庭でできる自然療法』東城百合子著、あなたと健康社、1981年
・『天然食材による自然療法薬』アン・マッキンタイアー著、新井胜子訳、産調出版、1997年
・Mark P. Mattson: What Doesn't kill you. Scientific American, 42-45, July 2015.
・Dina Fine Marron: Brain Food; A Medditerranean style diet may slow memory loss, even if adopted late in life. Scientific American, 29-30, Sep. 2015.
・Katherine Esposito K. et al: Effects of Mediterranean-style diet on

❖参考文献

食養と手当編

1　活力を与えるフィトケミカル

・Mark P. Mattson: What Doesn't kill you. Scientific American, 42-45, July 2015.

・Jeanho Yun, and Toren Finkel: Mitohormesis. Cell Metabolism 19, 757-766, May. 2014.

・Jing Xu, Michelle H. Lacoske and Emmanuel A. Theodorakis: Neurotrophic Natural Products: Chemistry and Biology. Angew. Chem. Int. Ed. 53, 956-987, 2014.

・『老化という生存戦略』近藤祥司著、日本評論社、2015年

・『柑橘類と文明』ヘレナ・アトレー著、三木直子訳、築地書館、2015年

2　薬効のある食べ物（漢薬）

・『漢薬の臨床応用』中山医学院編、医歯薬出版社、1999年

・『くらしの生薬』山田光胤監修、後藤實著、たにぐち書店、2005年

・『薬草の自然療法』東城百合子著、池田書店、2002年

3　豆類の薬効について

・『漢薬の臨床応用』中山医学院編、医歯薬出版社、1999年

・河合明彦・藤田きみゑ「小豆が産生する抗ウイルス活性因子について」第17回ウイルス療法研究会、2007年

・『家庭でできる自然療法』東城百合子著、あなたと健康社、1981年

4　デトックスとは

・『やせる！毒出しホットジュース』松生恒夫著、マキノ出版、2005年

・『デトックスレシピ50』大森隆史著、池田書店、2005年

・『究極のデトックスレシピ』蓮村誠著、PHP研究所、2010年

・（英語サイト）http://www.simple-beauty.com

5　発酵食品はなぜ必要なのか

・『日本の食文化史』石毛直道著、岩波書店、2015年

【著者略歴】

藤田きみゑ　Kimie Fujita　医学博士

1971年大阪医科大学卒業、同年4月大阪医科大学第3内科入局、専攻医、1977年大阪鉄道病院神経科医長、その後、大阪日生病院消化器内科副医長、社団法人京都愛生会山科病院臨床検査室部長を経て、1994年滋賀県立短期大学看護学科教授・看護短期大学部部長（1999年～ 2005年）、2003年滋賀県立大学人間看護学部教授。2009年４月より同学部学部長。2011年より滋賀県立大学名誉教授。宮武内科理事。

【学会活動】日本内科学会（認定医）、日本東洋医学会（専門医）、臨床心理士

【専門領域】内科学、アレルギー学、東洋医学、精神身体医学、公衆衛生学

【著書】『ぜんそくがよくならない人が読む本』『ぜんそくはここまで治る』

【監修者略歴】

宮武明彦　Akihiko Miyatake　医学博士

1970年大阪医科大学卒業、同年4月大阪大学医学部第3内科入局、1980年大阪大学医学部第3内科文部教官助手、1980年英国ロンドン大学Royal Postgraduate Medical School臨床薬理学教室臨床研究員、1983年大阪府立羽曳野病院第4内科医長、1991年宮武内科開業。

【学会活動】日本アレルギー学会（専門医）、日本内分泌学会（専門医、指導医、代議員）、日本内科学会（認定医）

【専門領域】臨床アレルギー学、臨床内分泌学、特に副腎皮質ホルモンと気管支喘息

食《た》べ物《もの》で健康《けんこう》になりたい人《ひと》が読《よ》む本《ほん》

———生活習慣病《せいかつしゅうかんびょう》を改善《かいぜん》する《食物礼賛《しょくもつらいさん》》のこころ

2016年10月10日第1版第1刷　発行

著　者　藤田きみゑ

監修者　宮武明彦

発行者　矢部敬一

発行所　株式会社 創元社

http://www.sogensha.co.jp/
本社　〒541-0047 大阪市中央区淡路町 4-3-6
Tel.06-6231-9010 Fax.06-6233-3111
東京支店　〒162-0825 東京都新宿区神楽坂 4-3 煉瓦塔ビル
Tel.03-3269-1051

印刷所　株式会社 加藤文明社

組　版　寺村隆史

ISBN978-4-422-41092-0 C0047